Carla Natali Aguirre
Mª Josefa F del Palacio
Jesús Talavera

Evaluación del flujo sanguíneo periférico en caballos con laminitis

Carla Natali Aguirre
Mª Josefa F del Palacio
Jesús Talavera

Evaluación del flujo sanguíneo periférico en caballos con laminitis

Mediante ultrasonografía duplex-Doppler en arteria digital palmar

PUBLICIA

Impressum / Aviso legal
Bibliografische Information der Deutschen Nationalbibliothek: Die Deutsche Nationalbibliothek verzeichnet diese Publikation in der Deutschen Nationalbibliografie; detaillierte bibliografische Daten sind im Internet über http://dnb.d-nb.de abrufbar.

Información bibliográfica de la Deutsche Nationalbibliothek: La Deutsche Nationalbibliothek clasifica esta publicación en la Deutsche Nationalbibliografie; los datos bibliográficos detallados están disponibles en internet en http://dnb.d-nb.de.

Coverbild / Imagen de portada: www.ingimage.com

Verlag / Editorial:
PUBLICIA
ist ein Imprint der / es una marca de
ICS Morebooks! Marketing SRL
4, Industriala street, 3100 Balti, Republic of Moldova
Email / Correo Electrónico: info@omniscriptum.com

Herstellung: siehe letzte Seite /
Publicado en: consulte la última página
ISBN: 978-3-8416-8441-7

Zugl. / Aprobado por: Murcia, Universidad de Murcia, 2008

AGRADECIMIENTOS

Deseo expresar mi más sincero agradecimiento,

A mis directores, la Dra Dª Mª Josefa Fernández del Palacio por brindarme la posibilidad de llevar a cabo este proyecto y por todo el tiempo dedicado y al Dr. Don Jesús Talavera López por su ayuda y apoyo en el desarrollo del estudio. Ha sido muy gratificante haber trabajado en equipo bajo la supervisión de ambos.

A todos los compañeros del Departamento de Medicina y Cirugía Animal por los momentos compartidos.

A Marta del Departamento de Reproducción por su apoyo general y su ayuda cuando la he necesitado.

A Chus y a Jose Ignacio, por apoyarme en el trabajo diario y ser un soporte personal muy grande que ha hecho posible el desarrollo de este proyecto y sobre todo el haber creado un maravilloso equipo de trabajo en el Servicio de Équidos.

A todos mis amigos y en especial a Eduardo, que aunque la mayoría están lejos sigo recibiendo su apoyo, cariño y admiración para la realización de todos mis proyectos.

A mis hermanas, a las que quiero y admiro, por estar consiguiendo todos sus objetivos y por ser tan bellas personas.

A mis padres a los que quiero y admiro: A mi madre, por haberme transmitido su alegría y optimismo para saber afrontar la vida y a mi padre, por sus consejos y haberme guiado en mi desarrollo profesional y enseñado los valores más importantes de la vida.

A Miguel, mi fiel compañero al que quiero un montón y admiro por ser una bellísima persona y estar consiguiendo todos sus propósitos. Gracias por ser mi mejor apoyo y transmitirme toda tu alegría y cariño cada día.

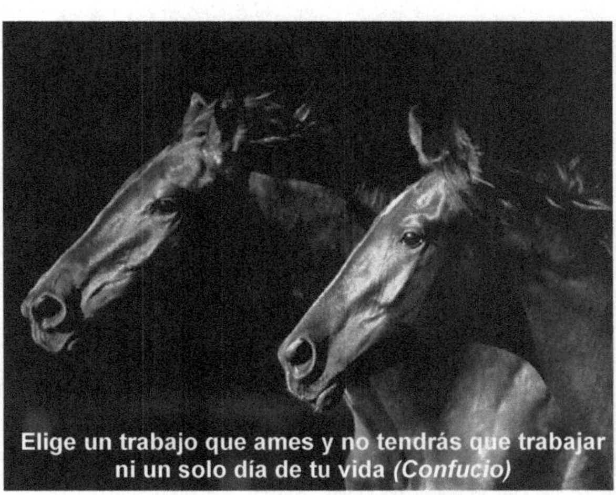
Elige un trabajo que ames y no tendrás que trabajar
ni un solo día de tu vida *(Confucio)*

A todos los caballos que han padecido esta enfermedad,

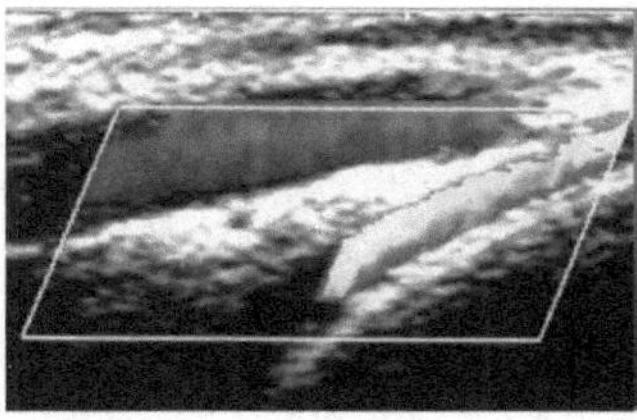

INTRODUCCIÓN

El sistema cardiovascular de todas las especies, dispone de numerosos mecanismos con capacidad de reacción ante cualquier alteración de tipo metabólico. Entre estos mecanismos destacan, la frecuencia cardiaca, volumen eyectado por el corazón y adaptaciones de la circulación periférica[1]. Hasta hace unos años, pocas investigaciones concedían importancia suficiente al estudio del flujo vascular periférico. Sin embargo, en la actualidad ha quedado demostrada la importancia del estudio del flujo periférico debido a las funciones que ejerce en el soporte del metabolismo tisular y en la irrigación órganos vitales del cuerpo[2]. Es por ello, que se han desarrollado numerosas técnicas para cuantificar y evaluar el estado del flujo sanguíneo periférico: fluometría ectromagnética[3], sensores de flujo ultrasónicos tipo transit-time[4] y ultrasonografía Doppler[5,6]. Entre todos estos métodos, destaca la ultrasonografía duplex-Doppler (UTD) por ser un método no invasivo, sensible y no excesivamente costoso que permite obtener información precisa de la hemodinámica del flujo tanto de las grandes arterias centrales como periféricas[7]. Además, la UTD permite obtener información cualitativa sobre patrones de flujo anormal e información cuantitativa que incluye velocidades de flujo e índices que son indicativos de enfermedad vascular periférica[8,9].

En medicina humana, el uso de la UTD se ha hecho extensivo a nivel clínico y se ha afianzado como método de diagnóstico preferente en enfermedades vasculares obstructivas[10,11] y en problemas de circulación periférica[12]. En medicina veterinaria, su uso diagnóstico es común en patologías cardiacas y de arterias centrales[13], pero no en alteraciones de circulación periférica[14] donde principalmente se están realizando estudios que están sirviendo de base para la evaluación de severidad y pronóstico clínico de enfermedades cardíacas y vasculares[15].

En lo que respecta a la especie equina, existen numerosos estados patológicos que producen alteraciones del flujo vascular periférico siendo las más comunes trombosis, vasculitis y laminitis[16] pero hasta el momento, la mayoría de los veterinarios clínicos siguen evaluando subjetivamente el flujo vascular distal de las extremidades mediante palpación del pulso digital. Existen algunos estudios de UTD en arteria digital palmar en los que se han establecido valores de referencia del espectro Doppler[16,17] y parámetros cuantitativos de velocidad e índices de resistencia vascular[14] en caballos sanos. En cambio, únicamente existe un estudio en caballos clínicamente endotoxémicos[18] pero en el que sólo se evaluaron el diámetro y el volumen de flujo de la arteria digital palmar y otro en caballos con pododermatitis séptica y laminitis[19], en el que no se tuvieron en cuenta el estado vascular, la presión arterial sistémica y el grado de laminitis en el momento del examen. Por tanto en équidos, en nuestro conocimiento no se encuentran establecidos los marcadores cualitativos y cuantitativos Doppler que sirvan tanto de indicadores de severidad como de pronóstico de daño vascular periférico en caballos con enfermedades predisponentes a laminitis y caballos con laminitis clínica.

Por todo ello, los objetivos del presente estudio son:

1) Evaluar mediante el uso de UTD el flujo sanguíneo periférico en la arteria digital palmar en caballos sanos, caballos con enfermedades predisponentes a laminitis y caballos con laminitis clínica.

2) Comparar las características morfológicas del espectro Doppler del flujo sanguíneo de la arteria digital palmar de caballos sanos con caballos con enfermedades predisponentes a laminitis y caballos con laminitis clínica.

3) Evaluar y comparar los parámetros cuantitativos Doppler del flujo sanguíneo de la arteria digital palmar en caballos sanos, caballos con enfermedades predisponentes a laminitis y caballos con laminitis clínica.

4) Identificar variables UTD que puedan servir como indicadores de severidad y pronóstico de daño vascular periférico en caballos con enfermedades predisponentes a laminitis y caballos con laminitis clínica.

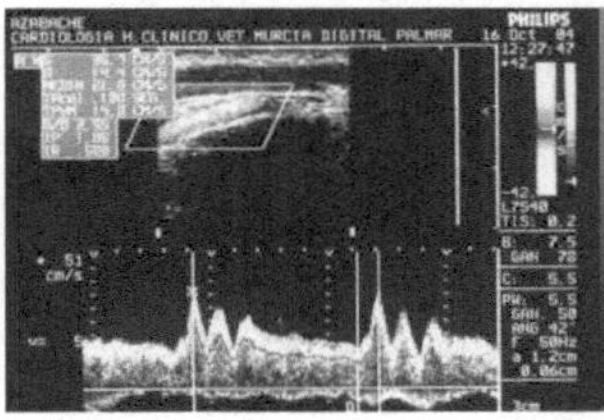

REVISIÓN BIBLIOGRÁFICA

1. ESTRUCTURA GENERAL DEL SISTEMA VASCULAR

En los mamíferos el sistema vascular está compuesto por el sistema cardiovascular sanguíneo y el sistema linfático[1]. El sistema sanguíneo, circulatorio o cardiovascular está formado por el corazón, las arterias, las venas, los capilares y la sangre que distribuyen la sangre por todo el organismo.

El corazón es el órgano central y anatómicamente está formado por dos atrios y dos ventrículos separados por un tejido fibroso compuesto de colágeno y una estructura cartilaginosa. El septo interatrial separa los atrios derecho e izquierdo y el septo interventricular los ventrículos. Para desarrollar adecuadamente su función el corazón presenta una vascularización específica (arterias y venas coronarias), válvulas atrio-ventriculares (mitral y tricúspide) y válvulas sigmoides o semilunares (aórtica y pulmonar)[20].

Las arterias y las venas forman un circuito en el que la sangre circula por dentro de él. La sangre es un tejido líquido formado por plasma sanguíneo y células sanguíneas. Su función consiste en transportar el oxígeno desde los pulmones a todos los tejidos del organismo, distribuir nutrientes y recoger los deshechos y llevarlos a los órganos encargados de su expulsión[21,22].

1.1 Arterias, venas y capilares

Se diferencian entre sí por su forma, estructura y función. Las arterias son los vasos que conducen la sangre en sentido centrífugo (desde el corazón hacia la periferia). Poseen unas paredes relativamente gruesas y elásticas de un color blanquecino. Las ramificaciones se producen formando ángulos agudos. Cuánto más gruesa es la ramificación más agudo es el ángulo, lo cual se produce para evitar rozamientos[1]. El diámetro de las ramificaciones disminuye según se van alejando del corazón. Las arterias, después de múltiples ramificaciones terminan en los capilares sanguíneos que son vasos microscópicos que se encuentran en el espesor de todos los tejidos formando unas redes muy intrincadas que reciben el nombre de plexos capilares. En estos plexos, la sangre circula muy lentamente en comparación con los vasos arteriales y es aquí donde se produce el intercambio de sustancias. En el otro extremo, estos plexos confluyen hacia las venas, que son los vasos que conducen la sangre en sentido centrípeto (desde los tejidos al corazón). Poseen unas paredes delgadas y poco elásticas. El diámetro de las venas aumenta a medida que se acercan al corazón. La mayoría de las venas acompañan a las arterias en su recorrido y reciben el nombre de venas satélites[23]. Es necesario distinguir éstas de las arterias, lo cual resulta fácil teniendo en cuenta que la vena satélite es de mayor diámetro que la arteria, y que la arteria tiene pulso debido a los reflejos de los latidos del corazón, siendo ésta la razón por la que se expande y contrae[22,24].

1.2. Estructura de las arterias

En la pared de una arteria se distinguen 3 capas[1]:

- Túnica externa: Compuesta por la membrana adventicia de tejido conjuntivo fibroso y la membrana elástica externa, formada por la condensación de fibras elásticas (elastina). Esta última inconstante porque no aparece siempre.
- Túnica media: Compuesta de fibras musculares lisas (dispuestas circularmente) y fibras elásticas.
- Túnica interna: Compuesta de una membrana elástica interna que es una condensación de fibras y está presente en todas las arterias, un estrato subendotelial que es una delgada capa de tejido conjuntivo laxo y el endotelio con naturaleza celular.

Según las características de la túnica media, se distinguen 3 tipos de arterias[21]:

- Arterias elásticas: Su túnica media está formada casi exclusivamente por fibras elásticas. Este tipo de arterias, son muy pocas y suelen ser las que se encuentran más próximas al corazón, ya que su estructura elástica les permite soportar el golpe de la sangre expulsada por el corazón. También se les llama arterias de conducción[21].

- Arterias musculares: Su túnica media está formada en gran proporción por fibras musculares lisas. Esto permite que el diámetro de estas arterias se pueda regular por el sistema nervioso autónomo y ejerza la distribución del flujo sanguíneo hacia las zonas más necesitadas. A este grupo pertenecen la inmensa mayoría de las arterias que reciben nombre propio. También se les llama arterias de distribución [21].

- Arteriolas: Su túnica media está formada por unas pocas fibras musculares lisas. Son las últimas ramificaciones de las arterias antes de llegar a los plexos capilares que no reciben nombres propios. Su diámetro se puede regular por el sistema nervioso autónomo. Participan en la distribución del flujo sanguíneo de unas a otras regiones[21].

1.3. Estructura de los capilares

Su estructura es muy sencilla. Sus paredes consisten en una capa de tejido conjuntivo laxo que es el estrato subendotelial donde se apoya el endotelio. La simplicidad de sus paredes permite que se produzca el intercambio de sustancias.

El diámetro de las arteriolas puede ser igual que el de los capilares y la diferencia estriba en que los capilares carecen de musculatura en sus paredes y no son regulables por el sistema nervioso autónomo[1].

1.4. Estructura de las venas

Tienen paredes mucho más delgadas y pobres en fibras elásticas. La membrana elástica externa falta siempre en las venas y la interna en la mayoría de los casos. El resto de las capas se mantienen. Presentan válvulas en su interior, consistentes en 2 o 3 sacos que se denominan cúspides semilunares cuya función es impedir el reflujo de la sangre[1].

1.5. Irrigación e inervación de los vasos sanguíneos

La mayoría de los vasos sanguíneos se nutren de la misma sangre que circula por su interior. En el caso de las arterias, como sus capas son muy gruesas, este contacto no es suficiente y existen unos vasos pequeños llamados *vasa vasorum* que aseguran la nutrición de éstas[25].

Las arterias y las venas tienen inervación motora y sensible al sistema nervioso autónomo. La inervación motora va dirigida al músculo liso de las paredes de los vasos y regula el diámetro de éstos[23].

En determinados puntos del sistema circulatorio (fundamentalmente en las arterias), existen unos receptores especializados que se llaman barorreceptores y son los encargados de controlar la presión arterial a la que circula la sangre, y a su vez el grado de distensión de las paredes arteriales. Los quimiorreceptores miden la concentración de oxígeno, dióxido de carbono y la presión parcial de la sangre. Esta información llega al sistema nervioso y éste desencadena unos reflejos viscerales inconscientes[1].

1.6. Disposición general de los grandes vasos

Las arterias transportan la sangre en sentido centrífugo. La sangre es oxigenada excepto la de la arteria pulmonar. Las venas transportan esta sangre en sentido centrípeto. La sangre es carbónica excepto en las venas pulmonares[21].

Las fuerzas que actúan para hacer volver la sangre de las venas hacia el corazón están impulsadas por[1]:

- Músculos del aparato locomotor
- Diástole del corazón: Posee cierto efecto de succión
- Vena satélite: Se sitúa al lado de la arteria con pulso que le ayuda a hacer circular la sangre por estos vasos
- Inspiración: Produce un descenso de la presión en la cavidad torácica y para compensarla entra aire y sangre en los pulmones generando relativa succión

1.7. Disposición particular de los vasos

Existen determinadas disposiciones diferentes de los vasos creadas fundamentalmente para solventar posibles problemas vasculares y facilitar comunicaciones[22].

- Vaso anastomósico: Dos arterias que circulan próximas e interconectadas. De éstas, a la de menor calibre se le llama vaso colateral, y su función consiste en garantizar la irrigación aunque exista una obstrucción. Se trata de un sistema de seguridad, que en ocasiones puede fallar fundamentalmente en ramas terminales ocasionando un infarto al dejar sin irrigación un tejido[22].
- Anastomosis arteriovenosa: Comunicaciones directas entre arteriolas y vénulas (evitando los plexos). Se localiza fundamentalmente en órganos con actividad intermitente (mucosa del estómago, piel...)[22].

- Rete mirabile: Aparece en el recorrido de ciertas arterias cuando éstas se ramifican profusamente y después se vuelven a reunir (arterias craneales...)[22].

- Seno venoso: Vena recubierta por una fuerte membrana de tejido conjuntivo que normalmente circula por dentro de un canal óseo[22].

- Vena emisaria: Vena que comunica un seno venoso con una vena normal[22].

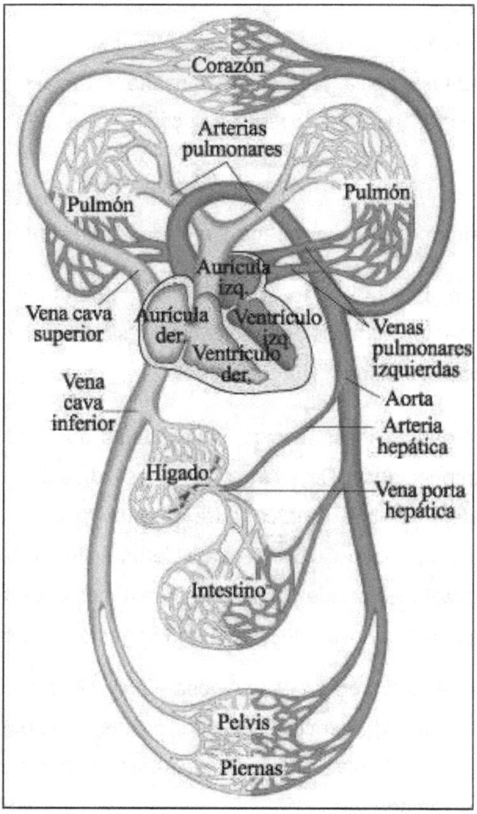

Figura 1. Distribución del sistema circulatorio según los distintos órganos[23].

1.8. Sistema linfático: Capilares, vasos y troncos linfáticos

Este sistema está formado por capilares linfáticos, vasos linfáticos, troncos linfáticos, ganglios linfáticos, bazo y timo. La linfa es el contenido de los vasos[1].

Los capilares linfáticos se inician ciegos en el espesor de los tejidos del organismo. Éstos confluyen hacia los vasos linfáticos que son de mayor calibre y terminan desembocando en los troncos linfáticos. Estos troncos confluyen en dos troncos principales que finalizan en el sistema venoso, más concretamente en una de las grandes venas próximas al corazón[1,25].

Los vasos linfáticos suelen acompañar a las venas y arterias formando un triplete. Los vasos linfáticos a lo largo de su recorrido, al menos una vez atraviesan un ganglio. Su estructura es similar a la de las venas, sólo que con paredes más delgadas. Presentan también válvulas que aseguran la única dirección de la linfa La linfa circula en una sola dirección centrípeta desde los tejidos hasta las venas. Este sistema linfático es complementario a la circulación venosa[1].

Los capilares linfáticos son mucho más permeables que los capilares sanguíneos. Éstos, recogen macromoléculas, e incluso células que no pueden entrar en los capilares sanguíneos.

Los órganos linfáticos son los ganglios, que se encuentran distribuidos por todo el animal e interrumpen el recorrido de los vasos. Los ganglios, tienen una función defensiva. Ante las sustancias recogidas por la linfa, es la primera barrera de seguridad, y si se supera, ofrece una vía de difusión al torrente circulatorio[25].

2. FUNCIÓN CIRCULATORIA

Son tres los principios fundamentales que se establecen[1]:

- El flujo sanguíneo que llega a todos los tejidos está en función de las necesidades de éstos: Cuando los tejidos están activos, necesitan mucho más flujo sanguíneo que cuando están en reposo con lo que el corazón tiene que aumentar su gasto cardíaco al máximo. Esto, no siempre es suficiente, por lo que no basta con aumentar el flujo sanguíneo en todas las partes del cuerpo cuando un tejido particular demanda mayor flujo. Por ello, los microvasos de cada tejido controlan de forma continua las necesidades tisulares de disponibilidad de oxígeno, acumulación de dióxido de carbono y otros productos de desecho de los tejidos, así como el nivel de flujo sanguíneo local requerido para la actividad tisular[1].

- El gasto cardiaco está controlado fundamentalmente por la suma de todos los flujos tisulares locales: Cuando la sangre fluye a través de un tejido, vuelve por las venas al corazón. El corazón responde a esta entrada de flujo bombeando casi todo de vuelta a las arterias de donde procede, y así va reponiendo la demanda de los tejidos[1].

- La presión arterial está controlada de forma independiente por el flujo sanguíneo local o por el control del gasto cardiaco: La importancia del control de la presión es la que evita que los cambios de flujo en un área del cuerpo afecten de forma significativa al flujo en otro área porque existe una supervisión de la presión común para ambas áreas evitando que ésta varíe mucho. De modo que siempre son atendidas las necesidades de los tejidos locales por la circulación[1].

2.1. Flujo sanguíneo

Es la cantidad de sangre que pasa por un punto determinado en la circulación en un período determinado de tiempo. El flujo se expresa en mililitros, litros por minuto, mililitros por minuto o mililitros por segundo. Al flujo sanguíneo global en la circulación se le llama gasto cardíaco, porque es la cantidad de sangre que bombea el corazón en una unidad de tiempo. Este flujo a través de un vaso, viene determinado por dos factores[21]:

- Diferencia de presión entre los dos extremos del vaso, o también llamado gradiente de presión
- Impedimento de la sangre para fluir a través del vaso o resistencia vascular.

El flujo a través del vaso puede calcularse mediante la siguiente fórmula llamada "Ley de Ohm":

$$\mathbf{Q= AP(P1\text{-}P2) / R}$$

Donde Q es el flujo sanguíneo, AP es la diferencia de presión (P1-P2) entre los dos extremos del vaso, y R es la resistencia. Así se establece que el flujo sanguíneo es directamente proporcional a la diferencia de presión pero inversamente proporcional a la resistencia[26].

2.1.1. Tipos de flujo sanguíneo

Existen fundamentalmente dos tipos de flujo. El flujo laminar (Fig. 2A), es el tipo de flujo que se produce cuando la sangre fluye a una velocidad constante a través de un vaso liso y largo en corrientes continuas, permaneciendo cada capa de sangre a la misma distancia de la pared. Cada capa de sangre permanece en la porción central del vaso. Este tipo de flujo también se denomina flujo de corriente continua y se opone al flujo turbulento, donde la sangre fluye en todas las direcciones mezclándose continuamente dentro del vaso[8]. Cuando tiene lugar el flujo laminar, la velocidad en el centro del vaso es mucho mayor que en las partes externas cerca de las paredes. Se produce un perfil parabólico y la causa es que las moléculas de líquido que tocan la pared apenas se mueven por la adherencia a la pared del vaso. La siguiente capa de moléculas se desliza sobre ésta, la tercera capa sobre la segunda, la cuarta sobre la tercera, y así sucesivamente. Por tanto, el líquido de la mitad del vaso puede moverse con rapidez porque hay muchas capas de moléculas deslizantes entre la mitad del vaso y la pared vascular, y cada capa más céntrica fluye progresivamente con mayor rapidez que la capa previa[8,27].

Cuando la velocidad del flujo sanguíneo se hace demasiado grande, pasa una zona de obstrucción en un vaso, hace un giro brusco, o pasa sobre una superficie rugosa, el flujo puede hacerse turbulento en lugar de laminar. Flujo turbulento (Fig. 2B) significa que la sangre fluye tanto transversalmente como a lo largo del vaso, habitualmente formando espirales en la sangre llamadas corrientes de remolino. Cuando se producen corrientes de remolino, la sangre fluye con una resistencia mucho mayor que cuando el flujo es laminar porque los remolinos aumentan enormemente la fricción global del flujo en el vaso[8].

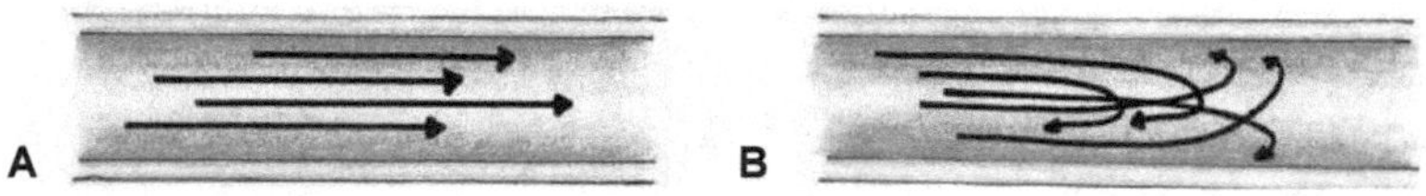

Figura 2. Muestra de un tipo de flujo laminar (A) vs un flujo turbulento (B)

La tendencia al flujo turbulento aumenta en proporción directa a la velocidad del flujo sanguíneo, en proporción inversa a la viscosidad de la sangre dividida por su densidad de acuerdo con la siguiente ecuación:

Re= V x diámetro / n/densidad

En la que Re es el número de Reynolds, es decir, la medida de la tendencia a la turbulencia, V es la velocidad del flujo sanguíneo (en centímetros por segundo), d es el diámetro, n es la viscosidad (en poises) y d´ la densidad. Cuando el número de Reynolds aumenta por encima de 200 a 400, aparece el flujo turbulento en algunas ramas de los vasos pero desaparece a lo largo de las porciones lisas de éstos. Cuando el número de Reynolds aumenta por encima de 2000, suele haber turbulencias incluso en los vasos rectos y lisos. El número de Reynolds aumenta muy a menudo a 2000 en algunas arterias grandes; como resultado de ello, casi siempre hay alguna turbulencia del flujo en algunas arterias, como la raíz de la aorta y las ramas arteriales principales[8].

2.1.2. Medición de flujo sanguíneo

Los medidores de flujo sanguíneo son importantes en hemodinámica vascular, puesto que permiten determinar la cantidad de la sangre circulante en un punto y en un determinado período de tiempo. Se trata de sistemas mecánicos o electromecánicos y los dispositivos son aplicados en la pared del vaso para medir el flujo[1]. En la mayor parte de las investigaciones, el flujo sanguíneo que circula por venas y arterias se ha determinado mediante técnicas invasivas y hay una gran variedad de métodos que se pueden ser utilizados[28,29,30,31,32,33,34,35]. Entre los más utilizados destacan:

Los medidores de flujo electromagnéticos son uno de los sistemas más utilizados para medir el flujo sanguíneo[1] sin embargo, se trata una técnica invasiva en la que el vaso tiene que ser quirúrgicamente expuesto [36]. Este método está basado en la fuerza magnética producida por el voltaje eléctrico que se mueve rápidamente entre dos puntos de un alambre. Se coloca un vaso sanguíneo entre los dos polos de un imán fuerte, y los electrodos se colocan sobre los dos extremos del vaso perpendiculares a las líneas magnéticas de la fuerza. Cuando la sangre fluye a través del vaso, se genera un voltaje eléctrico proporcional al flujo entre los dos electrodos, y esto se registra con un medidor apropiado o un aparato de registro electrónico. La sonda contiene el imán fuerte y los electrodos. Una ventaja de estos medidores es que pueden registrar cambios del flujo que tienen lugar en menos de 0.01 segundos, lo que permite un registro preciso de los cambios pulsátiles del flujo así como del flujo mantenido[1,37,38].

Los medidores de flujo ultrasónico Doppler, son otro tipo de sistema altamente utilizado, pero que puede aplicarse por fuera del vaso y posee muchas de las ventajas del medidor electromagnético[39]. En la pared del sistema hay un pequeño cristal piezoeléctrico. Cuando se aplica energía a este cristal con un aparato electrónico apropiado, transmite sonido a una frecuencia de varios millones de ciclos por segundo en la misma dirección del flujo de sangre. Una parte del sonido es reflejado por los hematíes de la sangre que fluye de manera que las ondas sonoras reflejadas viajan de nuevo desde las células al cristal. Estas ondas tienen una frecuencia menos que las ondas transmitidas porque los hematíes se alejan del cristal transmisor. A esto, se le llama efecto Doppler. La onda transmitida se interrumpe de forma intermitente y la onda reflejada se recibe en el cristal y después el aparato electrónico la amplifica mucho. Otra porción del aparato determina la diferencia de frecuencia entre la onda transmitida y la reflejada, de forma que mide la velocidad del flujo sanguíneo. Al igual que el medidor de flujo electromagnético, el Doppler ultrasónico es capaz de registrar cambios rápidos y pulsátiles del flujo así como el flujo constante[8,40,41].

Las "transit time flow-probes" (Fig. 3) han mostrado ser altamente precisas en la determinación del volumen del flujo sanguíneo periférico tanto en grandes como en pequeños mamíferos[42]. Esta técnica utiliza una sonda que emite y recibe señales de ultrasonido a través de un transductor ultrasónico y un reflector acústico. Las ondas son enviadas una en dirección al flujo sanguíneo y la otra en dirección opuesta, las cuales son liberadas del transductor, pasan a través del vaso sanguíneo, impactan en el reflector acústico y retornan al transductor donde son capturadas y convertidas en señales eléctricas. La onda en dirección contraria del flujo sanguíneo presenta un aumento del tiempo de tránsito mientras que la onda hacia el flujo es conducida con él. Se calcula la diferencia del tiempo de las ondas recibidas por el transductor. Conociendo el diámetro del vaso y la diferencia del tiempo de tránsito entre dichas ondas se obtiene la medida exacta del flujo sanguíneo[43,44]. Sin embargo, estas ondas de flujo también deben ser implantadas quirúrgicamente alrededor del vaso para lo cual es preciso la anestesia de los animales y ésta puede afectar a la presión sanguínea y a las respuestas vasculares[45]. Este aspecto hace que no sean útiles en estudios clínicos rutinarios[46].

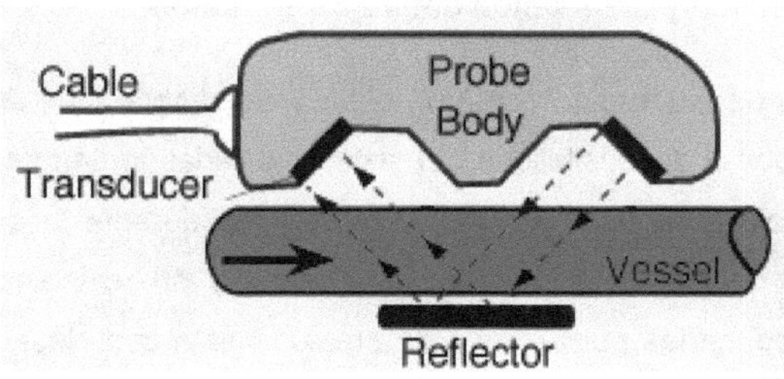

Figura 3. Vista esquemática de un sensor de flujo tipo "transit-time". El transductor emite señales hacia delante y hacia atrás interseccionando con el flujo en ambas direcciones. A partir de estas señales, el flujómetro emite una medida exacta y la diferencia entre ambas señales integradas en la transit-time es la medida del volumen de flujo (www.electronics-manufactures.com)

2.1.3. Resistencia del flujo sanguíneo

Es la dificultad que experimenta el flujo sanguíneo para discurrir por un vaso. Puesto que no se puede medir por ningún medio directo, la resistencia se debe calcular midiendo el flujo sanguíneo y la diferencia de presión en el vaso. Si la diferencia de presión entre dos puntos en un vaso es de 1mmHG y el flujo es de 1ml/segundo, se dice que la resistencia es de 1 unidad de resistencia periférica abreviado como PRU (peripheral resistance unit). Así pues, un incremento de la presión arterial, no sólo aumenta la fuerza que tiende a empujar la sangre a través de los vasos, sino que los distiende al mismo tiempo, lo que reduce su resistencia. Así una presión aumentada incrementa el flujo para la mayor parte de los tejidos. Los grandes cambios en el flujo sanguíneo pueden causar un aumento o reducción de la estimulación simpática de los vasos sanguíneos periféricos[47].

2.1.4. Pulsatilidad y atenuación del flujo sanguíneo

Con cada latido cardíaco, una oleada de sangre llena las arterias. Si no fuera por la distensibilidad del sistema arterial, la sangre fluiría por los tejidos sólo durante la sístole cardiaca y no durante la diástole. La combinación de distensibilidad de las arterias y su resistencia al flujo sanguíneo reduce las pulsaciones de presión hasta casi desaparecer en el momento en que la sangre alcanza los capilares, así el flujo sanguíneo tisular suele ser continuo en lugar de pulsátil. La diferencia entre la presión sistólica y diastólica se llama presión del pulso. Existen dos factores principales que afectan a la presión de pulso: el volumen sistólico del corazón y la capacitancia (distensibilidad total) del árbol arterial. Un tercer factor menos importante es el capacidad de la eyección del corazón durante la sístole. En general, cuanto mayor es el volumen sistólico, mayor es la cantidad de sangre que debe acomodarse en el árbol arterial con cada latido cardíaco y por tanto mayor es el aumento y caída de la presión durante la sístole y la diástole, provocando así una mayor presión de pulso. Por otra parte, cuanto menos capacitancia tiene el sistema arterial mayor es el aumento de la presión para un volumen sistólico dado bombeado a las arterias. La presión del pulso determina de forma aproximada la proporción entre el volumen sistólico y la capacitancia del árbol arterial. Cualquier proceso de la circulación que afecte a cualquiera de estos dos factores afectará también a la presión del pulso[1,47].

El proceso de transmisión de los pulsos de presión a las arterias periféricas se produce cuando el corazón bombea sangre a la aorta durante sístole, aumenta la presión y esta onda se extiende a lo largo de la aorta. Esto se llama transmisión del pulso de presión en las arterias. La transmisión del pulso de presión en la aorta normal es de 3 a 5 m/segundo, de 7 a 10 m/segundo en las más grandes y de 15 a 35 m/segundo en las arterias más pequeñas. En general, cuanto mayor es la capacitancia de cada segmento vascular, menor es la velocidad lo que explica la lenta transmisión en la aorta y la rápida transmisión en las arterias distales pequeñas que son mucho menos distensibles. Se producen cambios en los contornos de pulso de presión a medida que el pulso viaja en los vasos periféricos. Así la intensidad del pulso disminuye de forma progresiva en las arterias pequeñas, las arteriolas y especialmente en los capilares. De hecho, sólo cuando las pulsaciones aórticas son muy grandes o las arteriolas están muy dilatadas se pueden observar pulsaciones en los capilares. Esta disminución progresiva de las pulsaciones en la periferia se llama "atenuación" de los pulsos de presión. La causa de esto, es doble: la resistencia al movimiento de la sangre en los vasos, y la capacitancia de los vasos. La resistencia amortigua las pulsaciones, y la capacitancia amortigua las pulsaciones porque cuanta mayor capacitancia tiene un vaso más cantidad de flujo sanguíneo para provocar un aumento de la presión. Así, el grado de amortiguamiento es casi directamente proporcional al producto de la resistencia por la capacitancia[1].

2.2. Presión arterial sistémica

La presión arterial (PA) es un parámetro fisiológico que representa el producto del gasto cardiaco por la resistencia vascular periférica, siendo el gasto cardiaco el producto del volumen de eyección sistólico por la frecuencia cardiaca. El volumen de eyección se ve influenciado por la precarga, la postcarga y la contractibilidad cardiaca. La resistencia arteriolar es el principal determinante de la PA en reposo, mientras que el gasto cardiaco adquiere mayor importancia durante el ejercicio. Durante el ciclo cardiaco la presión arterial aumenta en sístole y disminuye en diástole[48]. La PA consta de:

- Presión arterial sistólica (Ps): Presión máxima obtenida en cada eyección cardiaca. Está determinada fundamentalmente por el volumen de eyección y elasticidad de la pared arterial[48].
- Presión arterial diastólica (Pd): Presión arterial mínima antes del próximo ciclo de eyección. La Pd depende de la resistencia vascular, sistema venoso y frecuencia cardiaca. Los ritmos cardiacos lentos, la vasodilatación y los volúmenes de eyección pequeños provocan Pd bajas[48].
- Presión arterial media (Pm): Pd más un tercio de la diferencia entre la Ps y Pd (Pm= Pd + PP/3). La Pm es la más importante porque representa la presión media circulante que determina la perfusión a nivel cerebral y coronario[48].
- Presión del pulso (PP): diferencia entre la Ps Y Pd[49].

En condiciones normales la PA se mantiene constante o casi constante, lo que facilita los mecanismos de control del riego sanguíneo a nivel de los tejidos[50]. Los mecanismos de control son complejos, pero a grandes rasgos pueden dividirse en:

- Mecanismos de control a corto plazo: Son variaciones rápidas del grado de constricción de las arteriolas, metarteriolas y esfínteres precapilares que se producen en segundos o minutos como método rápido de control de un flujo sanguíneo local. Existen dos circunstancias básicas que marcan la regulación del flujo sanguíneo local a corto plazo: cuando varía la tasa metabólica o la disponibilidad de oxígeno de cualquier tejido. Estos mecanismos están ejercidos principalmente a través del sistema nervioso autónomo[50].

- Mecanismos de control a corto y medio plazo: Son variaciones en un tiempo intermedio. Estos mecanismos se realizan a través de sustancias secretadas o absorbidas en los líquidos corporales como hormonas o iones [50].

- Mecanismos de control a largo plazo: Son variaciones lentas de flujo en un período de días, semanas o incluso meses. Brindan un control mucho mejor según las necesidades de los tejidos. Se producen como resultado de un aumento o disminución del tamaño físico y del número de vasos sanguíneo que irrigan los tejidos. La regulación a largo plazo se produce también cuando se modifican las demandas metabólicas de un tejido. Estos mecanismos están ejercidos por la función renal y la regulación del volumen de sangre[1].

A continuación se desarrolla el papel de los distintos agentes en el control de la presión arterial sanguínea tanto a corto como a medio y largo plazo.

2.2.1. Mecanismos nerviosos

El sistema nervioso autónomo se encarga de realizar un control a corto plazo inervando los vasos sanguíneos a través del sistema nervioso simpático, cuyas fibras llegan a todos los vasos menos a los capilares, esfínteres precapilares y muchas metaarteriolas. A nivel de las pequeñas arterias y arteriolas la estimulación simpática aumenta la resistencia al flujo sanguíneo, y por lo tanto disminuye el riego de los tejidos. A nivel venoso, el simpático reduce el volumen de dichos vasos, lo que se traduce en un aumento del volumen sanguíneo de retorno al corazón y posterior aumento del volumen de eyección[1]. La mayoría de fibras nerviosas del sistema simpático tienen efectos vasoconstrictores, especialmente potentes a nivel renal, intestinal, esplénico y dérmico, mientras que su acción sobre la musculatura esquelética y el cerebro es mucho más débil. Además, las fibras simpáticas inervan el corazón, incrementando tanto la frecuencia cardiaca como la fuerza de contracción[22].

El sistema nervioso parasimpático juega un papel menos importante en la regulación de la circulación. Sus efectos se limitan al control de la frecuencia cardiaca a través del nervio vago, disminuyendo la frecuencia cardiaca y la contractibilidad del músculo cardiaco[1].

La actividad del sistema nervioso autónomo se regula a través del centro vasomotor. Éste se encarga de transmitir los impulsos simpáticos a través de médula espinal y los nervios simpáticos periféricos hacia los vasos sanguíneos del organismo. A través del nervio vago se transmiten los impulsos parasimpáticos al corazón[1,22].

El control del centro vasomotor recae sobre centros nerviosos superiores, lo cual significa que amplias áreas del cerebro tienen efectos muy profundos en la función cardiovascular[1].

Las terminaciones nerviosas vasoconstrictoras segregan norepinefrina, que actúa sobre los receptores alfa de la musculatura vascular lisa produciendo vasoconstricción. Además los impulsos simpáticos también se trasmiten a la médula adrenal donde se segrega epinefrina y norepinefrina. Estas dos hormonas se liberan a la circulación donde producen vasoconstricción. Los mecanismos por los que se aumenta la PA rápidamente son[1]:

1. Vasoconstricción arteriolar: Se incrementa la resistencia periférica total y se aumenta la PA[1].

2. Vasoconstricción venosa y grandes vasos: Se aumenta el volumen sanguíneo de retorno al corazón y por tanto el volumen de eyección y la PA[1].

3. Actuación directa a nivel cardiaco: Se produce un aumento de la frecuencia cardiaca y de la fuerza contráctil del músculo cardiaco, de manera que se eleva la PA[1].

Todas estas elevaciones de PA, se detectan directamente a nivel de los receptores de presión[1,22]:

- Barorreceptores, situados en las paredes de las grandes arterias y que se estimulan por distensión de las mismas[1,51].
- Quimiorreceptores, situados en diversos órganos pequeños, bifurcación de las carótidas y adyacentes a la aorta, y que se estimulan por la falta de oxígeno y exceso de dióxido de carbono o de iones de hidrógeno[1].
- Receptores de baja presión, situados en las paredes de ambos atrios y arterias pulmonares, y que se estimulan cuando se produce una elevación de la PA debido a un aumento del volumen circulante[1].
- Receptores del centro vasomotor, situados en el mismo centro y que se estimulan sólo en casos de urgencia ante descensos muy importantes de la PA (isquemia cerebral) [1].

2.2.2. Mecanismos humorales

Se trata de un control de la PA a corto y medio plazo a través de sustancias secretadas o absorbidas en los líquidos corporales como hormonas o iones[1,22]. Existen en este caso, tanto agentes vasoconstrictores como agentes vasodilatadores:

A) Agentes vasoconstrictores:

- Norepinefrina y epinefrina: Estas hormonas se liberan por estimulación simpática, pasan al torrente circulatorio y tienen esencialmente los mismos efectos que una estimulación simpática directa. Por ello, ambas son hormonas vasoconstrictoras, siendo la norepinefrina mucho más potente. Se mantienen en sangre aproximadamente tres minutos antes de ser destruidas. La epinefrina, en algunos casos causa ligera vasodilatación en el corazón, dilatando las arterias coronarias cuando se ve aumentada la actividad cardíaca[22].

- Renina-angiotensina-aldosterona: La renina es secretada al torrente circulatorio por las células yuxtagomerulares, localizadas en las arteriolas aferentes a los glomérulos cuando el flujo a nivel renal disminuye demasiado. Se mantiene en la circulación durante una hora más o menos y durante este tiempo cataliza la conversión en angiotensina I, que a los pocos segundos se convierte en angiotensina II por efecto de la enzima convertidora. Esta angiotensina II es una de las sustancias vasoconstrictoras más potentes que se conoce y ejerce su efecto principal a nivel de las arteriolas de todo el cuerpo aumentando la resistencia periférica total. A nivel venoso, aumenta el retorno venoso y en consecuencia el gasto cardiaco. Además, reduce la eliminación renal de agua y sal y estimula la secreción de aldosterona en la corteza renal, siendo este último efecto más lento pero más sostenido. Sin embargo, la duración de la angiotensina II en sangre es tan solo de 2 minutos porque es inactivada por la angiotensinasa. Por todo esto, desarrolla un papel fundamental en el control de la presión arterial tanto a corto como a largo plazo[22].

- Vasopresina: También llamada hormona antidiurética, se forma en el hipotálamo pero es transportada a la neurohipófisis donde es secretada a la sangre. Es más vasoconstrictora que la angiotensina, por lo que se considera la sustancia más potente del organismo en este sentido. En condiciones normales, sólo se segregan cantidades mínimas por lo que su papel en el sistema vascular es pequeño. Sólo en el caso de producirse un marcado descenso de la PA, el hipotálamo aumenta su producción, actuando de manera vasoconstrictora sobre los vasos sanguíneos, aumentando así la resistencia periférica y contribuyendo a restaurar los valores normales de PA. Por otra parte la vasopresina disminuye la excreción renal de agua, con lo que aumenta el volumen sanguíneo y de este modo sube también la PA. Por lo tanto, la vasopresina presenta una doble acción e influye tanto en el mantenimiento de la PA a corto como a largo plazo[22].

- Endotelina: Está presente en las células endoteliales de todos los vasos. El estímulo para su liberación es la lesión endotelial como puede ser un aplastamiento o la inyección de un producto químico traumatizante en el vaso sanguíneo. Tras una lesión grave del vaso, se libera y produce vasoconstricción evitando el sangrado excesivo procedente de arterias que se han roto o abierto por la lesión[22].

B) Agentes vasodilatadores:

- Bradiquinina: Varias sustancias denominadas quininas, se forman en la sangre y líquidos tisulares de algunos órganos. La bradiquinina causa mucha dilatación arteriolar y un aumento de la permeabilidad capilar. Se cree que las cininas tienen un papel importante en la regulación del flujo sanguíneo y la permeabilidad capilar a los líquidos en tejidos inflamados. Éstas, desempeñan un papel importante en la regulación del flujo sanguíneo en la piel así como en las glándulas salivares y gastrointestinales[1,22].

- Serotonina: Está presente en el intestino, otras estructuras abdominales y en las plaquetas. Puede tener un efecto vasodilatador o vasoconstrictor según la situación de la circulación en la zona[1,22].

- Histamina: Se libera en cualquier tejido corporal lesionado o inflamado o que sufre una reacción alérgica. Tiene un fuerte efecto vasodilatador sobre las arteriolas y como la bradiquinina tiene efecto para aumentar la permeabilidad permitiendo el paso de líquido y proteínas plasmáticas a los tejidos. Debido a esto, muchas veces provoca edemas[1,22].

- Prostaglandinas: Tienen muchos efectos intracelulares y algunas se liberan a los líquidos tisulares locales y a la sangre tanto en situaciones fisiológicas como patológicas. Aunque alguna de las prostaglandinas causa vasoconstricción, la mayoría de las más importantes tienen efectos vasodilatadores especialmente a nivel renal[1,22].

Muchos iones diferentes y otros factores químicos causan efectos vasodilatadores o vasoconstrictores en los vasos sanguíneos locales. La mayoría desempeñan un papel de regulación general de la circulación[1,22]:

- Calcio iónico: Causa vasoconstricción, debido a que participa en la estimulación y en la contracción del músculo liso.

- Ión potasio: Causa vasodilatación. Se debe a la capacidad de estos iones de inhibir la contracción del músculo liso.

- Ión magnesio: Causa mucha vasodilatación ya que en general estos iones inhiben el músculo liso.

- Ión sodio: Causa ligera dilatación arteriolar debido al aumento de la osmolalidad de los líquidos más que a un efecto específico del sodio. La disminución de la osmolalidad causa ligera vasoconstricción arteriolar.

- Citrato y acetato: Únicos aniones que ejercen efectos significativos sobre los vasos sanguíneos.

- Hidrogeniones: Un aumento de éstos (descenso del pH) causa dilatación de arteriolas.

- Dióxido de carbono: Causa vasodilatación moderada en casi todos los tejidos y muy acusada en el cerebro. Sin embargo, cuando éste actúa sobre el centro vasomotor cerebral ejerce un efecto indirecto que causa vasoconstricción por todo el cuerpo.

2.2.3. Función renal

Los riñones ejercen un tipo de control a largo plazo mediante una doble acción sobre la PA: a través de la secreción de renina y a través de sus efectos sobre el volumen circulante[1].

Los cambios en la PA influyen en la diuresis y natriuresis, de modo que cuando la PA aumenta demasiado se produce un aumento en la eliminación de agua y sal. Al disminuir el fluido extracelular, la presión vuelve a valores normales. Por el contrario, si existe un marcado descenso de la PA, se retiene sal y líquido a nivel renal lo que origina un aumento del volumen sanguíneo. El aumento de volumen circulante aumenta la presión circulatoria de llenado, el retorno venoso y el gasto cardiaco. Así, el aumento del gasto cardiaco eleva la PA mediante dos procesos: por efecto directo del aumento del gasto cardiaco y por aumento de la resistencia periférica total que resulta de la autorregulación vascular local (vasoconstricción sanguínea por aumento marcado del gasto cardiaco). Cabe considerar, que aumentos relativamente pequeños en el volumen circulante de tipo crónico, pueden dar lugar a elevaciones dramáticas en la PA[1,22].

Cuando se produce un aumento en la ingestión de agua y sal, disminuye la secreción de renina en los riñones, la secreción de aldosterona en la corteza suprarrenal y el estímulo simpático a nivel renal. Todos estos mecanismos aumentan la eliminación renal de agua y sal, de modo que el organismo mantiene la presión arterial dentro de valores normales aunque aumente la ingestión de líquidos y/o sal. Sin embargo, si existe enfermedad renal que impide el normal funcionamiento, el aumento en la ingestión de líquidos puede ser crítico en el control de la PA[21].

2.2.4. Control local del flujo sanguíneo

La regulación del flujo sanguíneo es compleja, y en ella intervienen mecanismos humorales, nerviosos y mecanismos de control local. Es una variación del grado de vascularización de los tejidos. Si la presión arterial cae y permanece a ese nivel durante varias semanas, el tamaño de los vasos del tejido aumenta y en ciertas condiciones incluso el número de vasos. Por otro lado, si la presión se eleva mucho, el número y el calibre de los vasos disminuye. De la misma manera, si el metabolismo de un tejido aumenta durante un período prolongado la vascularización aumenta y si el metabolismo está disminuido, disminuye. Por lo tanto, existe una reconstrucción de la vascularización tisular para afrontar las necesidades de los tejidos[1,22].

- Regulación humoral: A nivel celular el tono vasomotor depende de la disponibilidad de Ca++ presente en el citosol para interactuar con la miosina del músculo liso. Los niveles de calcio citosólico dependen del flujo de otros cationes como Na+, K+ y Mg++. A su vez, el efecto presor del Na+ está asociado al aumento del Ca++ del citosol. Muchos agonistas (angiotensina II, serotonina, catecolaminas) cuando se unen a los receptores celulares de membrana actúan vía fosfolipasa C. La activación de la fosfolipasa C libera diacilglicerol e inositol trifosfato. El diacilglicerol activa una proteinquinasa calcio-dependiente que controla el intercambio de Na+, H+ a través de la membrana;

mientras el inositol trifosfato libera el Ca++ desde el retículo sarcoplasmático facilitando su acción sobre la miosina del músculo liso. La angiotensina, noradrenalina y el tromboxano A2 estimulan la vasoconstricción, mientras que la bradiquinina, calicreína, el factor relajante derivado del endotelio y la prostaciclina inducen relajación de la musculatura vascular lisa[1,22].

- Regulación nerviosa: Se lleva a cabo a través del centro vasomotor del sistema nervioso autónomo que produce o inhibe la vasoconstricción dependiendo de que área se estimule[1,22].

- Control local: La necesidad de oxígeno, glucosa, ácidos grasos y otros nutrientes lleva a la autorregulación de la circulación local y del flujo sanguíneo. De este modo se facilita el aporte sanguíneo a los distintos tejidos y órganos en función del metabolismo tisular local. Estos mecanismos locales de control del flujo sanguíneo tisular sólo pueden dilatar los microvasos muy pequeños situados en el tejido inmediato, debido a que los mecanismos de acción local causados por las sustancias vasodilatadoras o por el déficit de oxígeno o nutrientes sólo pueden alcanzar estos vasos y no las arterias intermedias o mayores situadas más lejos. Sin embargo, cuando esto ocurre, también se pone en marcha otro mecanismo que dilata las arterias más grandes que consiste en que las células endoteliales que revisten las arteriolas y la pequeñas arterias sintetizan varias sustancias que cuando se liberan pueden afectar al grado de contracción de la pared arterial. El más importante es el factor relajante derivado del endotelio, compuesto principalmente de óxido nítrico que tiene una vida media en sangre de sólo 6 segundos. El óxido nítrico relaja la pared arterial haciendo que se dilate, causa un aumento secundario del tamaño de los vasos más grandes siempre que aumenta el flujo microvascular. Sin esta respuesta, quedaría comprometida la efectividad del control del flujo sanguíneo local. Muchos otros estímulos pueden hacer también que el endotelio libere óxido nítrico. Entre ellos la acetilcolina, bradiquinina, ATP...Si las células endoteliales están destruídas o no funcionan, no se produce dilatación en respuesta a la esimulación autónoma[1].

- El desarrollo de la circulación colateral es otro de los fenómenos de regulación del flujo sanguíneo local a largo plazo. Ocurre cuando se bloquea una arteria o una vena, y se desarrolla un nuevo conducto vascular en torno a la obstrucción y permite una recuperación parcial del aporte sanguíneo del tejido afectado. Estos vasos colaterales siguen aumentando hasta muchos meses después y forman múltiples redes colaterales en vez de un único vaso grande. El desarrollo de colaterales sigue los principios habituales de regulación aguda y a largo plazo del flujo sanguíneo local siendo el control agudo la dilatación metabólica rápida, seguido del crecimiento y dilatación de los vasos a lo largo de semanas y meses[1].

2.2.5. Determinación de la presión arterial: Metodología

La presión arterial puede determinarse mediante métodos directos o indirectos[48]. Los métodos directos, son los métodos invasivos que permiten un registro continuo y más exacto. Requieren la caterización de una arteria por un procedimiento de punción percutánea o mediante abordaje quirúrgico. Fundamentalmente utilizados en procedimientos quirúrgicos bajo anestesia general. Las arterias más utilizadas en équidos son la arteria facial y transversa, excepto bajo anestesia general en cirugías de cabeza donde las elegidas pueden ser la digital, mediana o dorsal metatarsiana[48,50]. Una vez cateterizada, los métodos de medida de presión arterial directa más usados son:

a) Manómetro aneroide: Es uno de los más simples. Se conecta a una cánula con el tubo heparinizado con suero salino. Es necesaria una columna de aire de 10-12cm entre el salino y el manómetro. Este sistema tiene demasiada inercia en la lectura de la PAS y PAD pero tiene una lectura continua y segura de la PAM[48].

b) Transductor de presión electrónico: La aguja se conecta de manera directa a la unidad. Ofrece medidas continuas y exactas de PAS y PAD[32].

Los métodos indirectos, son métodos más simples y menos precisos que los directos. Dado que son más sencillos y menos dolorosos para el animal, son los más utilizados en caballos conscientes la práctica clínica, aunque fácilmente aplicables en caballos anestesiados[49].

a) Palpación digital directa: Poco preciso, se realiza mediante palpación directa del pulso arterial. Este pulso, representa la diferencia entre el pico sistólico y diastólico, el ratio de incremento de la presión arterial, y las características físicas de la arteria y tejidos circundantes. En los équidos, las arterias facial, mediana, carótida, metatarsiana, coccígea y digitales son las más utilizadas. Este pulso, se puede describir como normal, hipocinético (débil), hipercinético o variable. Con ello, se pueden identificar estados hemodinámicos alterados y arritmias en caso de irregularidad marcada. Estas anormalidades pueden causar cambios en el color de mucosas y en el relleno capilar[51].

b) Medición con manguito: Todos estos métodos emplean un manguito que se coloca alrededor de la zona donde se va a determinar la presión sanguínea, el manguito se infla con ayuda de una pera de goma o de manera eléctrica hasta que se alcanza una presión mayor que la presión sistólica, de modo que ocluya el flujo sanguíneo arterial[48]. A medida que se desinfla el manguito se detectan los diversos cambios en la presión ejercida por el manguito, que se correlacionan con la presión arterial sistólica, diastólica y/o media. Estos cambios se miden con la ayuda de un manómetro o un transductor de presión, aunque el flujo sanguíneo se detecte de modo diferente según el método que se emplee[48,52]. Se requieren grandes arterias que se encuentren próximas a la piel. Las arterias más utilizadas en équidos son la dorsal metatarsiana y la coccígea media (aspecto ventral en la base de la cola)[51]. Ésta última es más recomendada ya que cuando el manguito comienza a deshincharse, en la extremidad se resbala. Para lecturas más exactas, el manguito debe de encontrarse al mismo nivel del corazón, lo cual no es posible en el caballo consciente. Afortunadamente para la práctica clínica, las diferencias aportadas por la literatura resultan inapreciables[53]. Lo que sí constituye un parámetro importante, es el ancho del manguito relativo al tamaño de la cola. Si el manguito es muy ancho, la presión se extiende en toda la superficie y esto retrasa la vuelta al pulso normal dando erróneamente bajos valores sistólicos. En cambio, si es muy estrecho, aporta presión insuficiente y el pulso retorna prematuramente, dando altos valores sistólicos. Por ello, el ratio adecuado entre el ancho del manguito y el diámetro de la cola debe de ser entre 4:1 y 5:1[48].

Dentro de los métodos indirectos con manguito se distinguen los siguientes:

- Método auscultatorio: Se emplea un estetoscopio para detectar los sonidos, que se coloca sobre una arteria distal al manguito o bien mediante ampliación de los mismos con un micrófono (siendo éste más sensible que le estetoscopio, pero inexacto en animales hipotensos). Cuando la presión del manguito cae por debajo de la PAS se escucha el sonido de la onda pulsátil (sonidos de *Korotkoff*). A medida que la presión del manguito disminuye, el sonido se atenúa, llegando un momento en que deja de oírse y que se corresponde con la presión diastólica. Se detectan los sonidos de *Korotkoff* bien mediante estetoscopio, lo cual se complica en animales en estación, o bien mediante la ampliación de los mismos con un micrófono[49].

- Oscilométrico: Estos equipos detectan las fluctuaciones de presión a medida que el manguito se va desinflando, causadas por la onda pulsátil que golpea el manguito y que se corresponde aproximadamente con la PAS. Estas máquinas, normalmente determinan PAS, PAD, PAM y el número de pulsaciones por minuto. Según algunos estudios, este método tiene tendencia a subestimar los valores de presión sistólica y media comparándolo con la técnica directa[49,52].

- Doppler: Consta de un pequeño transductor que contiene dos cristales piezoeléctricos. Se ubica en la piel previamente depilada tras la aplicación de gel acústico para favorecer el contacto por encima de la arteria. Uno de los cristales emite ultrasonidos de forma continua, los cuales rebotan en las partículas sólidas del torrente sanguíneo y sobre la pared arterial siendo recogidas en el segundo cristal[54]. La frecuencia del haz de ultrasonidos que es reflejado desde un punto estacionario permanece constante. Sin embargo, si el objeto está en movimiento (tal y como ocurre en la pared arterial) se produce un cambio en la frecuencia del haz de ultrasonidos reflejado conocido como desviación Doppler. Un demodulador compara la frecuencia de las ondas transmitidas con la de las ondas recibidas, computa la diferencia y la transforma en sonido audible que emite un altavoz[41]. Cuanto más rápido se mueve el objeto más alta es la señal acústica. El valor de la presión es leído en un manómetro conectado al manguito que se coloca proximal a la sonda Doppler. Este sistema muestra buena correlación con las medidas intra-arteriales directas, ser exacto en presiones por debajo de 40mmHg y no ser susceptible a movimientos artefactos. Por ello, se considera el método más útil para la clínica en caballos en estación[48]. En caballos anestesiados en decúbito esternal en cambio, otorga un error mayor de ±20,2 mmHg en comparación con métodos directos. Por ello se considera este margen de error demasiado alto para su uso clínico[55].

- Fotoplestismografía: Es la técnica más moderna y está basada en la atenuación de la radiación infrarroja. Estos equipos están diseñados para ser utilizados en medicina humana colocándolos en el dedo. En veterinaria pueden usarse en gatos y perros de menos de 10 kg de peso[55].

De los métodos citados anteriormente los más usados en el actualidad son los detectores de flujo Doppler y el método oscilométrico [37]. Es importante que la determinación de la presión arterial se haga siguiendo un protocolo adecuado que básicamente debe incluir los siguientes aspectos[56,57,58,59,60]:

- Siempre que sea posible utilizar dos métodos distintos.
- La variabilidad intra-operador debe ser tenida en cuenta, por lo que siempre que sea posible el procedimiento será realizado por la misma persona.
- Para tratar en lo posible de obviar la hipertensión inducida por la excitación y/o nerviosismo que supone para el animal la manipulación, la presión arterial debe ser determinada en un ambiente tranquilo sin la presencia de otros animales y procurando que el animal esté cómodo. La magnitud de este efecto en veterinaria no ha sido cuantificada pero en medicina humana afecta entre el 20-30% de los pacientes.
- Debe permitirse un período de aclimatación del animal de 10 minutos como mínimo antes de la determinación, que se hará previamente al examen físico.
- Deben de realizarse de 3 a 7 medidas, y a ser posible en 2 puntos distintos, y en un tercero en caso de grandes discrepancias entre los 2 primeros.

2.2.6. Rangos de normalidad de presión arterial sanguínea

El establecimiento de la presión arterial normal en el caballo implica considerar que los valores obtenidos pueden cambiar en función del método de determinación empleado[61].

La monitorización de la presión arterial sanguínea, incluye determinar la PAS, PAD y PAM. La presión arterial está determinada por el volumen sanguíneo, frecuencia cardiaca y resistencia vascular. Los valores normales para la presión arterial indirecta en caballos son: 118mmHg de PAS (con un rango entre 79-145mmHg) y 67,7 mmHg de PAD (con un rango entre 49-106mmHg)[62].

Existen variables que deber ser tenidas en cuenta a la hora del estudio:

- Edad: La presión sanguínea es más baja en neonatos y aumenta durante el primer mes de vida hasta rangos normales de adultos[62].
- Raza: Siendo los Pura Sangre Ingleses una de las razas con la presiones más altas[62].
- Condición corporal: En animales obesos se obtienen valores más elevados[62].
- Grado de entrenamiento: Los animales habituados al ejercicio físico presentan normalmente valores de presión arterial más bajos[62].
- Postura del animal: Es una variable significativa a tener en cuenta, porque una cabeza más elevada de una posición de alimentación necesita mayor presión aórtica para mantener la presión en la perfusión cerebral. También, una posición baja de la cabeza, minimiza la presión hidrostática. La PAM medida en la arteria coxígea media puede variar aproximadamente 20 mmHg según la posición de la cabeza[62].

A nivel clínico, la información de la presión arterial es de mucha ayuda en casos de hipovolemia y de toxemia como en casos de síndrome de abdomen agudo tanto médico como quirúrgico. En casos de cólico, los valores de PAS menores a 80 mmHg, parecen tener un mejor pronóstico, que aquellos en que se supera este valor[60]. En los casos de laminitis, las medidas de presión arterial también pueden ser evaluadas para el diagnóstico, tratamiento y pronóstico[63]. La hipertensión (presiones mayores de PAS 125 mmHg y PAD 84 mmHg), se presenta sólo durante la fase aguda de laminitis. En la fase crónica, si la hipertensión continúa puede ser indicativo de desórdenes metabólicos continuos e indicativo de la necesidad de continuar un tratamiento sistémico para volver a un flujo normal. En caso de una presión normal, el tratamiento de elección será diferente. Así mismo, la medición de la presión también es útil para el pronóstico de laminitis, ya que cuando se superan valores de 200 mmHg PAS indican un pronóstico muy desfavorable[32,62]. Así, la medición de los niveles de presión arterial, en combinación con otros métodos diagnósticos, pueden ser de mucha ayuda en el diagnóstico, tratamiento y pronóstico de distintas enfermedades[32].

3. ANATOMÍA Y FISIOLOGÍA DEL DÍGITO EN EL CABALLO

3.1. Anatomía general del dígito

El dígito en el caballo es la región de la extremidad que va desde la articulación metacarpo-falangiana hasta el casco. Los caballos, sólo tienen un dígito en cada extremidad en donde existen los mismos huesos que en los dedos de la especie humana aunque con distinta forma. En cuanto a estructuras óseas se refiere, el dígito incluye: primera falange, segunda falange, tercera falange, sesamoideo distal o hueso navicular y sesamoideos proximales[64].

Los caballos, se mantienen en estación sobre 4 dígitos en los que la zona más distal termina en una uña modificada que es el casco. El casco es una estructura compleja y muy importante para comprender la patología de laminitis. Es un estuche córneo que rodea la tercera falange y está formado por: pared, barras, suela, ranilla, periople y bulbos (Fig. 4). La pared del casco, forma parte de la cápsula del casco y es una zona visible cuando el caballo se encuentra en estación. Crece distalmente desde la corona y es más gruesa en la superficie dorsal que en la zona palmar donde se adelgaza cuando llega a los talones. Las barras de los talones, son una parte del casco que se encuentra en la zona que contacta con el suelo. Forman un espacio triangular que es ocupado por la ranilla. La suela, también contacta con el suelo y es cóncava; se encuentra rodeada por la pared del casco, las barras y los talones. La ranilla, es una masa de tejido queratinizado con forma triangular situada en la superficie en contacto con el suelo en la zona más caudal y que ocupa el espacio triangular que queda entre las barras. El periople, es una banda estrecha que forma un anillo alrededor de la pared proximal del casco y se continúa distalmente como un estrato externo de la pared del casco. Finalmente, los bulbos de los talones, son estructuras blandas situadas sobre los talones de la pared del casco. Se encuentran en la zona donde el periople se hace más ancho antes de combinarse con la ranilla para completar la parte posterior del casco [64].

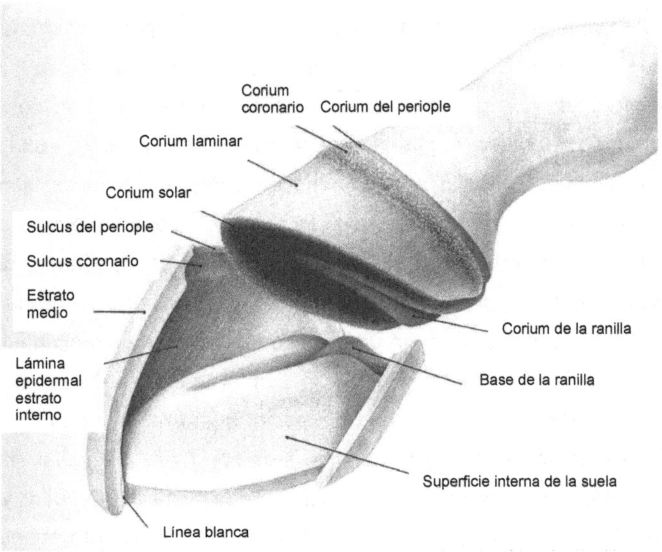

Figura 4. Partes del casco en una vista latero-medial de la extremidad[63].

En la mayoría de los casos de patologías vasculares de las extremidades en los équidos, los más afectados suelen ser los miembros torácicos debido a que más de un 60% del peso es soportado por ellos. La irrigación arterial del miembro torácico en los équidos se inicia por la cara medial del mismo a partir de la arteria axilar a continuación directa de la arteria subclavia. Ésta, se bifurca proximalmente al codo en la arteria interósea común y mediana. El tronco de continuación de la arteria axilar es la arteria braquial a lo largo del brazo y del codo la cual se bifurca en la arteria colateral cubital y transversa del codo. En la misma zona y procedente de la arteria mediana surge la arteria radial. La arteria mediana o digital común, prosigue por la cara palmar del carpo y, ya en el metacarpo, contribuye a estructurar el arco palmar superficial y a formar las arterias digitales palmares. Las arterias digitales palmares medial y lateral transitan por el surco que forman el ligamento interóseo y tendón flexor profundo y continúan hacia el extremo distal del metacarpo bifurcándose en las arterias digitales medial y lateral por la cara abaxial de los huesos sesamoideos proximales del lado correspondiente y prosiguen su curso a lo largo de los bordes medio-palmar y latero-palmar de las falanges[25] (Fig. 5). Dorsal a la articulación interfalangiana proximal (AIP), estas arterias forman un círculo arterial alrededor de la articulación y mandan ramas a los talones que vascularizan el cojinete digital, la ranilla, el corium lamelar de los talones y las barras. Otra de las ramas que envían por la cara dorsal, recorre el tendón extensor y rodea la banda coronaria irrigando la articulación interfalangiana distal (AID), el corium coronario y los cuartes dorsales. Proximal al hueso navicular, cada arteria da una rama dorsal que pasa a través del foramen del proceso palmar de la falange distal y recorre el surco parietal en la superficie dorsal de la falange distal aportando irrigación al corium lamelar de los talones

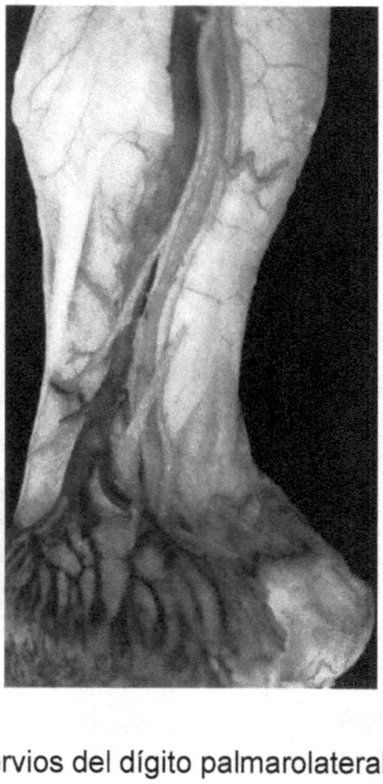

Figura 5. Vasos y nervios del dígito palmarolateral-dorsomedial oblicua 45º [65].

La parte terminal de la arteria digital entra en el canal solear de la falange distal por la foramina de la suela y se une con la arteria del otro lado formando el arco terminal (Fig.6A) dentro del hueso. Éste irriga el corium lamelar después de formar la arteria circumfleja y el corium de la suela. En esta zona, la circulación se encuentra encerrada entre dos superficies duras como son el casco y la tercera falange. La tercera falange y los tejidos blandos de esta zona son irrigados por la circulación lamelar (Fig. 6) que es un tipo de microcirculación donde se van intercalando tanto las arterias como las venas. Además, la superficie dorsal de la tercera falange es perforada por 12 a 15 foraminas (Pollit et Molyneux., datos no publicados actualmente) por foraminas las cuales están organizadas anatómicamente para desarrollar un correcto intercambio de calor debido a que la arteria circumfleja se trata de una arteria central rodeada por capilares y vénulas que forman anastomosis, similar al plexo pampiniforme de los testículos de los mamíferos. Esto implica, que el dígito del caballo es un órgano muy eficiente en la termorregulación, y por ello, los caballos toleran tener su extremidad a temperaturas muy bajas y casi de congelación sin ningún tipo de alteración en la extremidad o enfermedad[66].

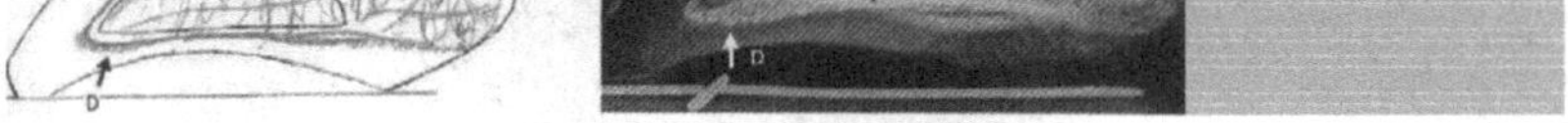

Figura 6. Vista esquemática (A) y venográfica (B) en una proyección latero-medial de la circulación lamelar del casco ([66]).

La circulación lamelar irriga todo el área más distal del dígito mediante el arco terminal, vasos lamelares dorsales, plexo coronario, vasos circumflejos y vasos que prefunden los talones (Fig. 7). Las arterias digitales palmares y venas previamente a su introducción en el casco cursan a través del aspecto palmar de las falanges. Una vez dentro del casco y situadas alrededor de la tercera falange, forman el arco terminal que posee pequeñas ramas que son protegidas por canales óseos de este hueso y son el principal aporte sanguíneo del pie. Los vasos lamelares dorsales discurren por el área dorsal del tejuelo y continúan hasta el plexo coronario que se extiende alrededor de toda la corona. Los vasos circumflejos discurren alrededor de la suela y se encargan de la perfusión del corion de la misma. En cuanto a los vasos de los talones, prefunden todo el área palmar distal. En general, se trata de un tipo de circulación escasa, sofisticada y determinante en las patologías vasculares periféricas como la laminitis[66].

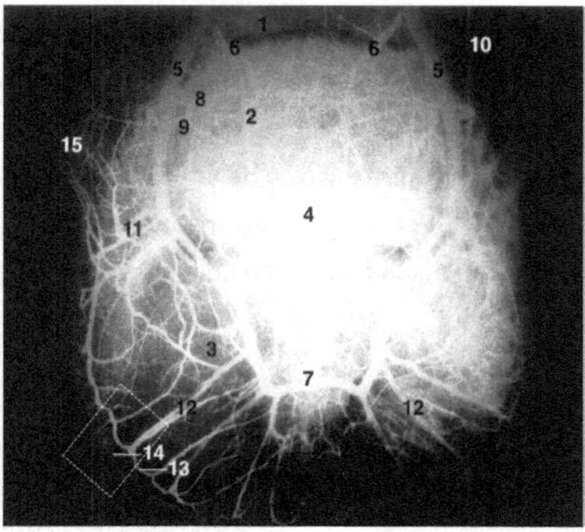

1. Falange proximal (P1)
2. Falange media (P2)
3. Falange distal (P3)
4. H.sesamoideo distal
5. Arteria Palmar digital
6. Rama del torus digital
7. Arco terminal
8. Rama palmar de P2
9. Rama dorsal de P2
10. Arteria coronal
11. Rama dorsal de P3
12. Rama perforante
13. Aa. circumfleja

Figura 7. Circulación distal de la tercera falange mediante estudio radiográfico de contraste (arteriografía) en una proyección dorso-palmar[65].

La circulación venosa del dígito, existen tres válvulas de plexos venosos interconectados. El plexo venoso dorsal, se sitúa en la zona profunda del corium lamelar. El plexo palmar en la parte profunda del corium de la suela y en la superficie axial de los cartílagos de la tercera falange. Y el plexo coronario, en el cojinete coronario que cubre el extensor digital y la cara abaxial de los cartílagos de la tercera falange. Estos plexos, se anastomosan con el plexo plantar mediante foraminas en los cartílagos y son drenados mediante las venas lateral y medial (Fig. 8A). Las venas más profundas que se encuentran dentro del casco son avalvulares, pero sin embargo, las venas superficiales coronarias, subcoronarias y los talones son valvulares[67].

En cuanto a la microcirculación dermal, existen numerosas (500/cm^2) anastomosis arteriovenosas (AVAs) que conectan las arterias axiales y las venas de la dermis lamelar (Fig. 8B). Las AVAs, están presentes a través de la dermis lamelar pero son más grandes y numerosas alrededor de los vasos axiales que están cercanos a sus bases. Estudios realizados con microscopios de transmisión electrónica, muestran que las AVAs, están inervadas por nervios vasomotores, están asociadas a nervios peptidérgicos, tienen paredes gruesas y un endotelio característico y especializado. La función normal de las AVAs, está relacionada con la termorregulación y la regulación de la presión. Cuando éstas se dilatan, pueden incrementar el aporte sanguíneo a la superficie de la pared del casco y causar una rápida fluctuación de temperatura[67].

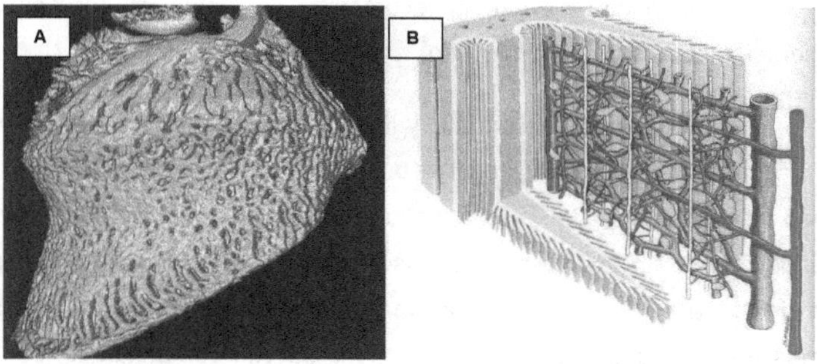

Figura 8. Reconstrucción tridimensional de un casco mediante tomografía computerizada con inyección de la circulación venosa con material de contraste (A). Diagrama mostrando la microcirculación dermal de las AVAs (vasos amarillos y pequeños) y capilares de la SDL (vasos blancos) (B)[67].

3.2. Biomecánica del dígito

Existen numerosos estudios de investigación biomecánica tanto del casco como de la extremidad en general. Para entender este tipo de estudios, es importante destacar la existencia de 2 fases en el paso de los équidos: fase de estancia y la fase de vuelo. Durante la fase de estancia, el casco está en contacto con el suelo, en cambio durante la fase de vuelo el casco no contacta, lo cual marca una diferencia mecánica importante debido a la fuerza de reacción que produce el suelo en el casco durante la fase de estancia. Ambas fases están separadas por la situación de impacto que se produce al inicio de la fase de estancia en el momento del contacto del casco con el suelo y por la situación de salida que comienza al final de la fase de estancia. Estos dos sucesos ocupan un corto período de tiempo lo cual dificulta su estudio experimental a diferencia de las fases del paso. Existe un factor cuantificable denominado fuerza de reacción del suelo (GRF = ground reaction force) el cual es un vector que posee magnitud y dirección en el espacio y mide tanto el peso del caballo, las cargas dinámicas durante la locomoción así como las fuerzas de aceleración soportadas por el casco[64] .

Casi todo el peso del caballo y las fuerzas dinámicas deben de ser soportadas por la tercera falange, estas cargas después se transmiten al casco y finalmente al suelo. Es por ello que el suelo, el casco y la tercera falange forman un importante sistema mecánico cuya función determina uno de los aspectos más críticos de la biomecánica. En cuanto a las cargas de peso que recibe el casco, éstas se ven compensadas por la suela, la ranilla los talones y las barras[64]. Algunos estudios realizados en caballos salvajes en una superficie dura artificial demuestran que los mayores puntos de contacto se producen en 3 o 4 zonas alrededor de la suela. Estos hallazgos se han puesto recientemente en entredicho debido a que los caballos incluidos en el estudio estaban acostumbrados a pisar en superficie blanda y fueron cambiados drásticamente a una superficie muy dura[68]. En un trabajo más reciente, se demostró que cuando los caballos con 3 o 4 puntos de apoyo en la suela eran cambiados a una superficie blanda se obtenía una distribución más uniforme del peso en toda la suela[64]. Todas estas fuerzas producen que el casco se deforme durante la fase de estancia debido a las cargas del peso del caballo y de la locomoción. Las deformaciones que se producen en el casco son en horizontal y en vertical junto con las deformaciones de los talones los cuales se expanden para aminorar el impacto producido sobre el casco. Estas deformaciones y la importancia de su impacto continúan siendo investigados así como la teoría de expansión de los talones[64]. En relación a las cargas de peso que recibe la tercera falange son más variadas y están compuestas por la fuerza distal de la segunda falange, la fuerza proximo-palmar del flexor digital profundo, las fuerzas dorsales de la superficie de las láminas del casco y las fuerzas proximales de la suela, la ranilla y los talones[64].

Los efectos de las fuerzas mecánicas del peso del caballo sobre la tercera falange y el casco en el flujo sanguíneo del dígito son manifiestos. Se ha demostrado que la primera parte de la fase de estancia del paso está asociada con un incremento de la presión en la vena digital lateral[69]. Además situaciones posturales con el peso sobre una extremidad han demostrado tener menor flujo sanguíneo que en los casos donde el caballo no apoya peso en la misma[70]. Sin embargo, no se ha establecido definitivamente los cambios de flujo durante las distintas secuencias de la locomoción. En la hipótesis más aceptada se observa como en la primera fase de estancia del paso el flujo sanguíneo disminuirá debido a un retorno venoso forzado. A continuación y durante la segunda mitad de la fase de estancia del paso se mantendrá un bajo flujo sanguíneo hasta que finalmente en la fase de vuelo el flujo volverá al dígito al disminuir la presión sobre los tejidos. Actualmente no se sabe exactamente que modificaciones en el casco afectan al flujo sanguíneo pero sí se puede asegurar que un buen contacto de las estructuras de la suela con el suelo y deformaciones naturales del casco como la expansión de talones pueden ayudar a mantener un flujo sanguíneo adecuado [64].

3.3. Anatomía microscópica del casco

3.3.1. Láminas epidermales

Las láminas epidermales primarias (PEL), están formadas entre 550 y 600 láminas que se proyectan en filas paralelas de la superficie dorsal del casco y de las barras. Cuando se extrae el contenido del interior del casco, se observan estas láminas en la pared dorsal, que en la parte proximal son curvadas y forman el surco coronario y en la parte distal la línea blanca. La función de estas láminas es altamente especializada, ya que realizan un papel suspensor incrementando el área de superficie para el acomplamiento del tejido conectivo denso entre la falange distal y el casco. Esta especialización anatómica se materializa mediante la presencia de 150-200 láminas epidermales secundarias (SEL) en la superficie de cada PEL. Estas SEL, se forman cuando las células de las PEL del surco coronario proliferan a lo largo del perímetro laminar. Las SEL son redondeadas y poseen una forma histológica constante que sólo la enfermedad de laminitis altera[67].

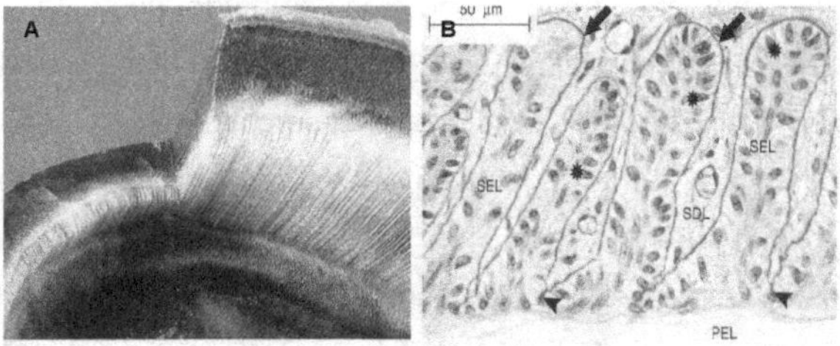

Figura 8. Disección de un casco mostrando las láminas interiores de la pared (8A). Muestra microscópica de una zona laminar, donde las flechas triangulares señalan la membrana basal de cada SEL y entre las bases de cada SEL la membrana basal penetra más profundamente y se forma la PEL[67].

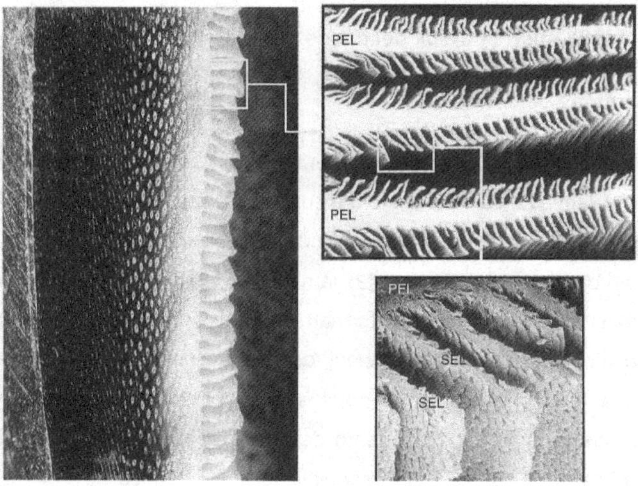

Figura 9. Pared del casco y su capa interior lamelar. Las SEL incrementan el área de superficie de cada PEL. Las células basales epidermales cubren la superficie de cada SEL[67].

3.3.2. Membrana basal

En la interfase entre la dermis y la epidermis existe una matriz extracelular en forma de sábana que recibe el nombre de membrana basal (BM). Esta estructura separa la epidermis de la dermis lamelar. En la zona más dorsal de la BM (epidermal), las células epidérmicas están firmemente sujetas a la pared interior del casco y en la zona dermal existe tejido conectivo que emana de la superficie dorsal de la falange distal que crea una estructura de tapete de alta sujeción. La laminitis, es una enfermedad en la que existe un fallo en la unión entre la dermis y la epidermis lamelar que ocurre en la confluencia dermo-epidérmica lamelar y que envuelve a la BM. La estructura que posee la BM es similar a la de otros animales, sólo que en el caso de équidos posee una alta especialización destacando la alta densidad de la lámina densa y de las fibras ancladas alrededor de la SEL. La laminina-1, es una de las proteínas más importantes de la BM que forma sitios receptores y ligandos para los factores de crecimiento, moléculas adheridas e integrinas. La desintegración y separación de la base de la MB es un rasgo de laminitis aguda, en donde desaparecen la laminina-1 y el colágeno IV debido a que pierden progresivamente las uniones a las células basales y provoca que se deshagan las láminas epidermales[71].

3.3.3. Hemidesmosomas

En el estudio de la BM mediante un microscopio electrónico de transmisión, se observa que uno de sus componentes principales es la lámina densa. El plasma de esta membrana se denomina plasmalema, se sitúa en la base de cada célula y se une a la BM mediante numerosas placas de adhesión llamadas hemidesmosomas (HD). Estos HD, son las placas de sujeción que sirven para mantener la lámina densa de la BM firmemente adherida a las células epidermales basales formando un puente de unión entre el interior de las células basales y el exterior del tejido conectivo. Los HD, están constituidos por numerosas proteínas intracitoplasmáticas que se unen a las células basales de la BM. Entre ellas están: plectina, BP230, BP180, e integrina α6B4. Los HD, se mantienen y se juntan mediante reacciones de fosforilación consumiendo glucosa[67]. Se ha descrito un caso en potros belgas con una mutación autosómica recesiva donde no se expresó la proteína laminina resultando en una amplia separación de la piel y las láminas del casco a los pocos días de nacimiento[72]. Existe también otro caso descrito de una desunión congénita lamelar debido a la pérdida de plectina en los HD. En este caso, la falange distal se hundió en el casco y perforó la suela[73]. Es por todo ello, que una correcta unión entre las células epidermales basales y la dermis es esencial para un correcto aguante del peso por las láminas del casco. Esta unión está asegurada por una selección de moléculas que unen el citoesqueleto de las células epidermales basales a los HD, filamentos de anclaje y BM. Cualquier debilidad en uno de los componentes de esta cadena debilitaría la adhesión epidermis-dermis[67].

3.3.4. Remodelación de las enzimas lamelares

El tejido conectivo y los queratinocitos se remodelan continuamente para mejorar su organización espacial mediante la producción controlada de enzimas específicas llamadas metaloproteinasas (MMPs). Éstas son un grupo de enzimas dependientes del zinc que cuando se activan degradan la matriz extracelular (ECM) y los componentes de la BM. La actividad de las MMPs (y particularmente las MMP2 y MMP9) se correlacionan con la destrucción de la BM y se asocia al grado de malignidad e invasividad de los tumores. Estos 2 tipos de MMPs son secretadas como proenzimas inactivas y cuando son activadas, posteriormente se inactivan mediante la producción de inhibidores locales. Las proteínas que constituyen la BM (colágeno tipo IV, tipo VII y la laminina-1) son sustrato de las MMP2 y MMP9. En los casos de laminitis, el principal componente del puente de anclaje de las células lamelares basales a la MB, la laminina-5, se rompe por la actividad de las MMPs.

Actualmente, se sabe que una excesiva producción de MMPs como ocurre en casos de laminitis produce una desorganización de las células epidermales de la SEL, separación general de las células basales de la BM y lisis de la BM. Es por ello, que las MMPs presentes en las células de las SEL con función de remodelación celular en caballos sanos, juegan un papel muy importante en la remodelación de la laminitis[67].

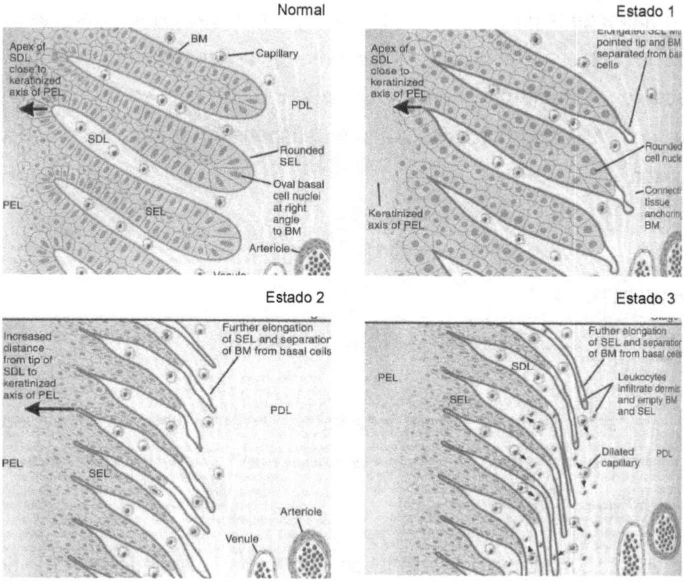

Figura 10. Diagramas histopatológicos mostrando una histología lamelar normal y tres grados de laminitis en orden de incremento en severidad. BM, Membrana basal; SDL, lámina dermal secundaria; PDL, lámina dermal primaria; PEL, lámina epidermal primaria; SEL, lámina epidermal secundaria[67].

3.3.5. Corium

El corium vascular o dérmico es la zona que rodea por debajo la pared del casco. Consiste en una densa matriz de tejido conectivo que contiene una red de arterias, venas, capilares, nervios sensores y vasomotores. Todas las partes del corium excepto el corium lamelar tienen papilas que encajan fuertemente en orificios del casco. El corium lamelar tienen láminas dermales que se entrelazan con las láminas epidermales de la parte interior del casco y las barras. El sistema vascular del corium, provee al casco de alimento, y la densa matriz que posee conecta la unión dérmico-epidérmica de la BM con la superficie periósticа de la tercera falange proporcionándole suspensión dentro de la cápsula del casco[67].

4. LAMINITIS

4.1. Definición

La laminitis en la última década, ha recibido distintas definiciones en función de los autores, siendo las que se describen a continuación las más aceptadas ([75]):

- Síndrome caracterizado por una disminución del flujo sanguíneo a través de la red vascular interna de las láminas del casco que resulta en la muerte de las mismas y dolor.
- Fallo en la unión entre el hueso tejuelo y el interior de la muralla.
- Necrosis avascular que envuelve la lámina sensitiva (lámina termal) del casco ([76]).

En la enfermedad se describen tres fases:

1. Fase de desencadenamiento: El caballo entra en contacto con los factores predisponentes o determinantes causantes de la laminitis. Es asintomática y acaba con el primer síntoma de cojera. Abarca de 8-30 primeras horas aproximadamente[62].

2. Fase aguda: Empieza con el primer síntoma de cojera y finaliza con la rotación/hundimiento del hueso tejuelo. La desintegración laminar está instaurada[62].

3. Fase crónica: Cuando los síntomas de dolor y cojera se prolongan más de 48 horas y se produce rotación del tejuelo. Dura desde semanas a meses o toda la vida del animal. Se caracteriza por cojera intermitente o continua y patrón de crecimiento del casco divergente. Puede aparecer en las cuatro extremidades, pero es más común en anteriores. Existe predisposición primeramente en ponies, después en yeguas entre 4 y 7 años, y finalmente en caballos enteros entre 7 y 10 años[62].

4.2. Aspectos históricos

La laminitis se presenta en los équidos desde su domesticación debido a que sus factores predisponentes más importantes suelen estar relacionados con las prácticas de manejo que el hombre ha impuesto en esta especie. La enfermedad tiene una sintomatología típica, y por ello ha sido posible rastrearla a través de los siglos en referencias bibliográficas donde se constatan los desesperados intentos por hallar una cura. Fue descrita en muchas fuentes como un problema febril, agudo, extremadamente doloroso que afectaba a los dos cascos anteriores, y a veces, a las cuatro extremidades, y que aún con tratamiento adecuado, el animal podía no volver a caminar normalmente[74].

Una de las citas bibliográficas más antiguas está descrita por Aristóteles (350 a.C), en donde l la laminitis fue llamada "enfermedad de la cebada". Más tarde, otro griego llamado Apsyrto (330 d.C) escribió en un libro titulado Hippiatrika una descripción de la laminitis. Aquí la enfermedad recibió el nombre de "gota", y se describieron algunas de las etiologías de la enfermedad como: viajes sobre suelos duros, sobre-alimentación y beber mucha agua fría después de un trabajo extenuante. Este autor, recomendaba sangrías moderadas, ejercicios y restricciones dietéticas en su tratamiento[74].

En la Era Bizantina, un autor griego de nombre Vegetio Renato, publicó su libro "Artis Veterinariae" en el que llamaba a la laminitis "difusión del pie o gota" y la describía como consecuencia del resultado de un viaje o labor fatigosa. También recomendaba sangrías moderadas, purgas y caminatas cortas[74]. Muchos de estos tratamientos aplicados en esta época y que perduraron durante siglos tenían su base científica en las teorías de Hipócrates y Galeno, que estipulaban que los fluidos corporales: sangre, bilis amarilla, bilis negra y flema (los cuatro "humores") debían permanecer en armonía para que la salud se mantuviera. Por ello, el arte de la sangría era recomendado por casi todos los médicos humanos y veterinarios durante más de 18 siglos. Este arte, consistía en el caso de la laminitis, en incidir las venas del miembro o la banda coronaria por un período variable de tiempo para remover los malos "humores" presentes en la sangre y restablecer de este modo la armonía y el balance[75].

En el año 1300 d.C, después de un período de varios siglos donde las ciencias estuvieron estancadas, aparece más literatura veterinaria. Ésta fue publicada por los obispos católicos[75].

En 1523 Vohn Fitzherbert, estudiante de agricultura, publica su libro "Notas de Agricultura", donde establece que la laminitis se produce cuando se coloca a los caballos en un suelo frío después de haber trabajado y sugiere que debe tratarse retirando el tejido córneo de la suela y herrando. Describe que no existen curas milagrosas y que el tratamiento puede durar hasta tres meses, siendo ésta una de las pocas referencias de la época donde se establece que el pronóstico puede ser reservado[75].

En 1600, aparecen los primeros intentos de curar la enfermedad por métodos quirúrgicos. En España, aparecieron los primeros libros de "albeyteria", recibiendo la enfermedad el nombre de "aguadura" y tratándose con sangrías en yugular y mediante la retirada del tejido corneo del casco hasta producir sangrado de la suela[75].

En 1700, fue cuando se usó por primera vez el término laminitis, diferenciando ya entre aguda y crónica. El tratamiento seguía siendo el sangrado de los caballos, aunque por primera vez aparecieron medicamentos, pociones y bálsamos para aplicar al pie afectado fabricados a base de polvos de mirra y alumbre. También se preparaban cataplasmas con raíces de plantas que eran usados para lavar los pies, así como baños con agua fría[75].

A pesar de todo, en este siglo la disparidad entre autores era grande, y empiezan también a aparecer prácticas menos agresivas. Jeremías Bridges, autor del libro "Sin pie no hay caballo: un ensayo de la anatomía del pie", recomienda no forzar a caminar al caballo ni practicarle bajo ninguna circunstancia la sangría[75].

En 1800, se proponen más etiologías y tratamientos. También aparecieron más nombres nuevos para la enfermedad, como "hundimiento metastásico", ya que muchos caballos con neumonía se afectaban de forma secundaria de laminitis. En 1890, el Departamento de Agricultura de Estados Unidos, publica un libro llamado "Enfermedades del caballo", donde se establecen ya las diferencias entre causas directas y causas predisponentes. Como causas directas aparecen: trabajo excesivo, ingestión de diversos alimentos y metástasis. Y como factores predisponentes: herrado incorrecto, episodios anteriores a la enfermedad, y cualquier cosa que aumente el flujo de sangre al pie[75].

En 1900, se comercializan ya los cataplasmas aplicados al pie para favorecer su expansión y se introducen innovaciones quirúrgicas como la neurectomía bilateral que pronto cayó en deshuso debido a la cantidad de desprendimientos de pared de casco con que se asoció. También aparecieron los primeros tratamientos para evitar que la tercera falange rompa la suela a base de brea aplicada en la suela para rellenar todo su espacio y luego amarrarla con cuero al casco. En 1946 Chavance, propone una teoría en la etiología de la laminitis en la que se implica la histamina, y a pesar de no presentar ningún ensayo experimental, su hipótesis comienza a ser valorada de cara a la patogenia de la enfermedad. En 1948, Obel describe los cambios histopatológicos y establece una clasificación clínica en base al grado de cojera que aún hoy se utiliza. En 1970, Adams utiliza la angiografía para comparar la circulación entre el pie enfermo y el sano. En poco tiempo, Garner y cols establecen un protocolo para inducir laminitis por sobrecarga de carbohidratos para crear modelos experimentales. Estos investigadores, proponen una hipótesis en la que el ácido láctico y las endotoxinas se ven implicados como causas. En 1979, Bell y cols demuestran que existe un defecto plaquetario adquirido en los caballos afectados. Poco después, Hot y cols encontraron disfunción en la coagulación durante la fase de desarrollo y la fase aguda de la laminitis. Ya en la década de 1990, aparece con fuerza la hipótesis vascular, la cual explica la patogenia como una isquemia digital. Esta es una de las teorías más aceptadas. La investigación continúa puesto que la patogenia de esta enfermedad "sigue siendo un MISTERIO" [75].

4.3. Factores predisponentes

El corion laminar es la región del pie del caballo encargada de unir la tercera falange al estuche córneo. Este tejido posee una red vascular muy compleja que proporciona nutrientes y cumple también una función importante en la termorregulación del pie[76]. Los capilares venosos y arteriales y las numerosas anastomosis arterio-venosas están bajo el control nervioso y un factor relajante que proviene del endotelio llamado óxido nítrico. Cuando se abren las anastomosis arterio-venosas se dilatan los capilares venosos y arteriales, pre-anastomosis, lo que incrementa el flujo sanguíneo a través del pie, se aumentan las superficies vasculares y se pierde calor. Este aumento del flujo y de presión causaría edema en otros órganos, pero no en el pie equino que se encuentra protegido por un bajo coeficiente de filtración capilar y una alta presión intersticial que se opone a la filtración de fluidos. Esta presión intersticial elevada resulta del hecho de encerrar los tejidos coriónicos entre dos estructuras rígidas que son la tercera falange y el casco. Por lo que es posible que ligeros incrementos de esta presión puedan originar severos disturbios vasculares. Durante la laminitis existen cambios obvios en la temperatura del pie y en el pulso digital[76]. Por ello, disturbios en la circulación del corion laminar, como vasoconstricción, microtrombosis, edema perivascular y apertura exagerada de comunicaciones arterio-venosas causan degeneración de este tejido y resultan en la separación de la tercera falange y el casco. Los factores que provocan estos cambios vasculares y su mecanismo de acción no están completamente definidos, pero básicamente se dividen en 5 grupos[75]:

1. Sobrecarga de carbohidratos

- Granos peligrosos: trigo, cebada y maíz
- Granos potencialmente peligrosos: avena y piensos compuestos.

2. Endotoxemia o sepsis: Las enfermedades de cualquier causa que se acompañen de sepsis o endotoxemia, pueden complicarse con laminitis.

- Salmonelosis, clostridiosis...
- Retención de placenta, aborto o metritis
- Duodenitis/yeyunitis proximal, obstrucción y/o estrangulación intestinal...
- Pleuritis

3. Sobrecarga mecánica: Se produce cuando el animal sufre una cojera severa de cualquier tipo y se ve obligado a cargar más peso en la extremidad contra-lateral.

4. Errores de manejo:

- Ingestión de mucha agua fría después de un trabajo intenso
- Trabajo fuerte en suelos duros
- Rebajado excesivo de los cascos
- Obesidad: Existe una asociación reconocida entre obesidad y laminitis, ya que se sospecha que condiciones como el hipotiroidismo o el síndrome de Cushing son posibles enfermedades subyacentes en estos caballos obesos
- Cama de madera de nogal negro: El jugo de sus hojas se utiliza para inducir la enfermedad en modelos experimentales

5. Misceláneas

- Tratamientos con corticoides: Los niveles de glucocorticoides aumentados en plasma bien por terapias o por síndrome de Cushing se asocian con laminitis debido a la capacidad de potenciar aminas vasoactivas como las catecolaminas
- Dietas con plantas que contienen estrógenos: Mayor posibilidad de hipotiroidismo (disminución de T3 y T4), aumento de estrógenos y mayor obesidad.
- Reacciones alérgicas a medicamentos[77].

4.4. Etiología y patogenia

A pesar de los numerosos estudios realizados, sólo se conoce una parte de la información, y en ocasiones esta información es contradictoria. Además, la dificultad para recrear la enfermedad in vitro y los altos costes de los experimentos in vivo, han entorpecido su investigación. Por ello, no existe todavía una secuencia clara de cómo actúa esta enfermedad. En general, se han propuesto 3 hipótesis para su fisiopatología[75]:

4.4.1. Hipótesis Vascular

Propone una dramática reducción de la perfusión digital como efecto desencadenante de los posteriores daños. Se ha demostrado por arteriografía que existe una reducción del flujo sanguíneo en la circulación del corion laminar produciendo lesiones isquémicas de grado variable, que en casos severos pueden llegar a necrosis. Las causas propuestas para ello son:

- Vaso-espasmo de la circulación digital, como respuesta inapropiada a agentes como la serotonina, endotelina, factores plaquetarios y otros péptidos vaso-activos. De hecho, la endotelina es el agente vaso-constrictor más potente identificado hasta ahora en los équidos[78,79,80].
- Disminución de la presión arterial sistémica por hipovolemia.
- Presión digital intersticial elevada, producida cuando el vasopespasmo de pequeñas vénulas entorpece la circulación proveniente de las arteriolas resultando en edema debido a que el corion laminar se localiza en un estuche rígido que es la pared del casco. Este edema, aumenta la presión intersticial hasta colapsar pequeños vasos sanguíneos. Así, el incremento en la presión intersticial y la venoconstricción disminuyen el flujo sanguíneo produciendo necrosis isquémica del corion laminar[77].

Además del daño creado por la isquemia en el corion laminar, se piensa que al restablecerse la circulación, este tejido podría sufrir una injuria adicional a través del llamado “trauma por reperfusión” el cual se produce debido a una acumulación de radicales libres con pronunciada capacidad de daño celular. Estos radicales se liberan cuando el sistema de enzimas responsables de detoxificarlos, se alteran en respuesta a la hipoxia. Considerándose esta cascada de eventos, como una parte de la respuesta inflamatoria y no en forma globalizada[75]. La trombosis también está implicada como factor complicante de la hipoperfusión laminar[77]. Esta evidencia ha sido demostrada por gamagrafía, arteriografía e histopatología[81,82,83]. Se cree, que una de las causas de esta trombosis sean los cambios vasculares originales en los que la circulación del corion está enlentecida determinando una "coagulopatía intravascular localizada", con lo que se forma un círculo vicioso de vaso-espasmo trombosis[80,84]. También hay autores que suscriben que la absorción de toxinas desde el tracto gastrointestinal en el caso de laminitis por sobrecarga de grano produzca dicha trombosis[84]. Estas endotoxinas pueden actuar activando la coagulación directamente al activar el factor XII o indirectamente al inducir la expresión del factor tisular sobre monocitos o macrófagos y ambos. Algunos estudios han fallado al documentar una activación sistémica de la coagulación o del sistema fibrinolítico en los estadíos prodrómicos de la laminitis[85,86]. Sólo existe evidencia de la trombocitopenia leve[86] y disminución de la vida media plaquetaria[80,86, 87].

4.4.2. Hipótesis traumática

Debido a un trauma directo. Los principales factores predisponentes incluye[88]:

- Trabajo pesado en suelos duros
- Recorte excesivo de los cascos
- Cargar peso en un solo miembro

En el traumatismo directo, la energía excesiva impuesta al corion laminar determina una respuesta inflamatoria que puede ir acompañada de desgarro a la interfase laminar y hemorragia submural[89]. También se ha sugerido que el traumatismo repetido induce vaso-espasmo en la circulación digital con la subsecuente isquemia y aumento de la presión hidrostática favoreciendo la formación de edema.

4.4.3. Hipótesis enzimática

Se propone una desintegración de las uniones lamelares que se inicia durante la fase de desarrollo. Estas enzimas han sido aisladas del tejido lamelar normal e incrementadas en tejidos lamelares afectados por laminitis[18,90]. Debido a situaciones vasculares patológicas que afectan a la circulación del pie,[91] se proponen dos tipos de cambios[80]:

- Cambios laminares: La lámina tipo IV y tipo VII de colágeno, son componentes de la lamina base, y las MMP2 y MMP9 (metaloproteasas) se cree que disuelven estas sustancias. Una excesiva activación de estas enzimas, permite una incontrolada disolución de los componentes de la membrana, resultando en la separación de la lámina epidérmica de la dérmica. Se cree, que esta activación está inducida por Streptococcus (especialmente por Streptococcus bovis, Gram + saprofito del ciego) [92]. Cabe destacar que esta teoría no se cumple en el modelo de carbohidratos, debido a que el aumento del ácido láctico y disminución del PH crean un ambiente hostil para esta bacteria.
- Cambios circulatorios: Debidos principalmente también a la producción de MMPs, se produce la destrucción de la membrana basal y de los capilares laminares, provocando un incremento en la resistencia del flujo sanguíneo (3,5 veces) y la creación de un by-pass sanguíneo en la red vascular en lugar de la circulación a través de arterias y venas principales.

Todo el conjunto favorece la aparición del pulso digital. Por ello se cree, que los trastornos digitales vasculares varían durante el curso de la enfermedad. Así, en dos estudios donde se realizó una medición continua de la perfusión digital durante la fase de desarrollo de la enfermedad, se encontró una venoconstricción entre las 8 y 12 horas antes de que aparecieran los signos[93]. Esto producía una isquemia inicial con una posterior vasodilatación continua de los shunts arterio-venosos durante la fase aguda que producía una hiperemia reactiva con extravasación de sangre hacia el intersticio. Este aumento del flujo e inflamación son los causantes de un aumento de la presión submural provocando necrosis de la lámina epidermal, desestructuración de tejidos y finalmente rotación y/o hundimiento del tejuelo[94,95]. El grado de rotación también es variable, ya que cuando la laminitis es severa, la tercera falange puede presionar hasta tal punto la suela que la rompe, lo que expone los tejidos al medio ambiente creando las condiciones para la infección secundaria y empobreciendo más el pronóstico (osteomielitis) (Fig 8). La interfase laminar desgarrada trata de cicatrizar el defecto y prolifera ocupando el espacio creado entre la tercera falange y la pared. Incluso es frecuente que algunas zonas de este tejido hiperplásico se necrosen y formen abcesos que pueden drenar fistulizando a través del rodete o la suela[82]. Además las fracturas y necrosis focalizadas son el resultado de la excesiva presión a la que está sometida la falange distal. Típicamente, el aspecto dorsal de la tercera falange se hace cóncavo y el ápice se acorta y es frecuente observar exostosis en este sitio.

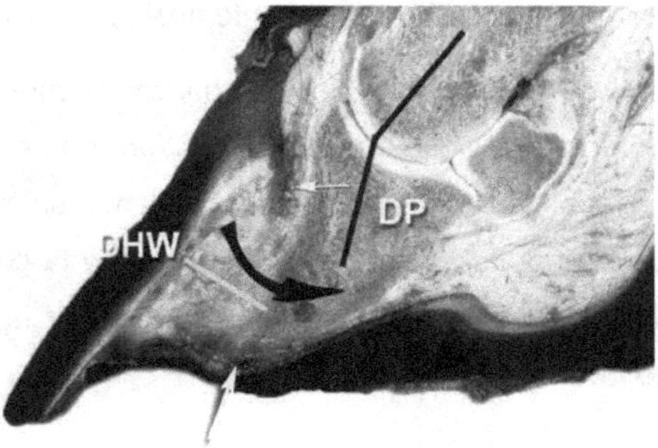

Figura 8. Rotación y hundimiento de la tercera falange en un caballo con laminitis crónica, siendo DHW: Pared dorsal del casco (Dorsal hoof wall) y DP: Falange distal (Distal phalanx) [96].

Existe evidencia de circulación inadecuada en el pie que contribuye negativamente en el estado del paciente con laminitis crónica. Las evaluaciones angiográficas o venográficas, revelan una marcada disminución del flujo sanguíneo junto con aparente regiones avasculares dentro del pie (Fig 9). Esta deficiencia avascular, se refleja en la inhabilidad de los tejidos podales para cicatrizar en la superficie parietal dorsal debido al desgarre durante la rotación de la tercera falange y presión creada dentro del pie por sepsis o edema y el corion solar debido a la presión de la tercera falange contra la suela, las zonas más afectadas[78].

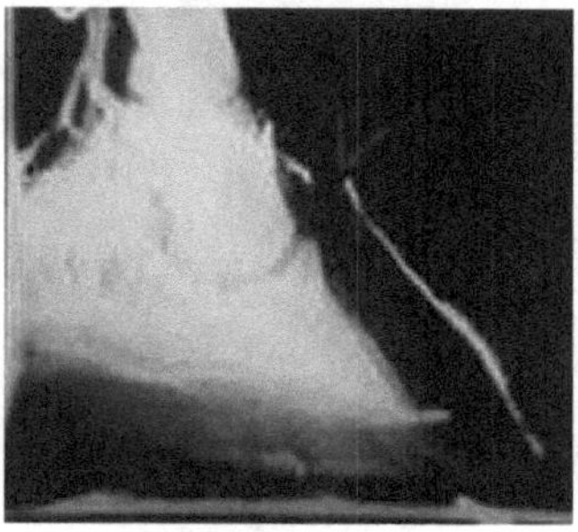

Figura 9. Venografía de caballo con laminitis crónica. Obsérvese la falta de material de contraste y por lo tanto de vascularización de todo el área dorsal de la tercera falange[96].

4.5. Sintomatología

La laminitis tiene básicamente dos presentaciones: aguda y crónica. Es importante destacar que la enfermedad se considera crónica después de 48 horas de comenzada la cojera o antes si ya existía rotación de la tercera falange. Obel estableció una buena correlación clínica entre el grado de cojera y la severidad de los cambios histopatológicos por lo que se considera su clasificación un indicativo fiable de pronóstico [63].

GRADO DE DOLOR EN PACIENTES CON LAMINITIS	
G1	El caballo levanta las manos cada pocos segundos. Cojera no muy evidente pero fase de apoyo acortada.
G2	Paso típico de infosura. El pie se levanta del suelo sin dificultad
G3	El caballo rehusa a que le levanten un pie del suelo. Camina con gran dificultad obligado.
G4	El animal se resiste a caminar. Es frecuente que se mantenga en decúbito

Tabla 1. Clasificación de Obel según el grado de cojera del animal en pacientes con laminitis[97].

En la laminitis aguda encontramos:

- Cambios en la postura: Fundamentalmente cuando las extremidades anteriores están afectadas. Si el estado es leve, la postura es normal pero alterna el peso de un miembro a otro muy frecuentemente. Si está más afectado, adelanta los miembros anteriores tratando de apoyar más peso en talones. Y en casos más graves, coloca los miembros anteriores bajo el cuerpo, ya que el desplazamiento que sufre el hueso produce dolor en talones[68].
- Cambios en el paso: Cojera en general muy severa. En los casos más leves es necesario hacer girar al animal para que manifieste dolor. En el caso de que los miembros posteriores estén afectados muestran un paso con flexión involuntaria de los miembros. Ocasionalmente la enfermedad puede afectar a los cuatro miembros o a uno sólo[68].

- Pulso muy notorio en arterias digitales y calor en la pared del casco[68].
- Signos sistémicos variables: anorexia, temblores musculares, aumento de la frecuencia respiratoria y cardiaca y elevación de la temperatura [63].

En la laminitis crónica:

- Rotación de tejuelo con depresión de la banda coronaria: Debido a un gran daño vascular en todo el corion laminar que produce la pérdida de unión de la tercera falange al casco provocando que se hunda dentro del mismo, comprimiendo la dermis solar, la arteria circunfleja y el plexo solar produciendo isquemia severa. Las radiografías laterales de casco en este estado, todavía no muestran rotación del hueso, únicamente un espacio más amplio desde la superficie de la tercera falange hasta la superficie del casco (mayor de 18mm) (Fig. 10) [98].
- En casos de afección leve, línea blanca más amplia y suela plana. Cuando pasa el tiempo aparecen ceños transversales en la pared (anillos de crecimiento divergente) [98].
- En los casos más antiguos y graves, el casco crece muy rápido en la pinza debido a que el animal se apoya en talones. Si el casco no es recortado, la pared se hace cóncava y adopta forma de "babucha árabe" [98,99].
- La rotación severa de la tercera falange puede provocar presión en la suela hasta romperla[98].

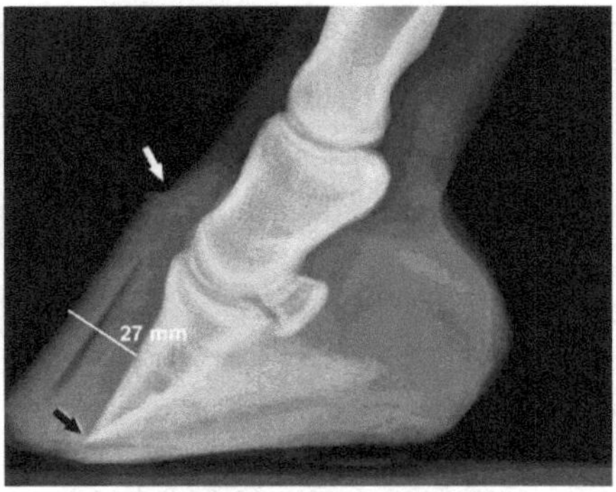

Figura 10. Radiografía de caballo con laminitis crónica. Obsérvese el hundimiento de la tercera falange (flecha blanca) y el inicio de rotación de la misma (flecha negra), así como el aumento de distancia (27 mm) entre la superficie dorsal de la pared del casco y de la tercera falange[96].

4.6. Evaluación del paciente con laminitis

La detección y el diagnóstico, se realiza fundamentalmente por el cuadro clínico que presenta el animal. En el examen clínico, el estado postural de los caballos con laminitis es significativo ya que en el momento de aparición de los signos clínicos y debido al dolor generalmente en las extremidades anteriores, el animal adopta una postura antiálgida, remetiendo las extremidades posteriores y depositando todo su peso en ellas. Igualmente, a la hora de moverse o de apoyar todo el peso en una extremidad prefieren girar sobre la extremidad contraria para facilitar el movimiento y evitar cargar peso sobre la extremidad más afectada. En el examen por palpación, se explora el casco mediante pinzas y se observa dolor en la tercera falange y cuando existe rotación o hundimiento de la misma también en la zona de los talones. Al mismo tiempo, todos los animales con laminitis y por tanto dolor en el casco, presentan a la palpación de la arteria digital palmar de la extremidad afectada pulso digital, el cual se incrementa de forma directamente proporcional con el grado de dolor en la misma[96].

En cuanto a la evaluación de severidad de la enfermedad, se realiza principalmente mediante pruebas diagnósticas complementarias como radiografías latero-mediales del casco, venografías y arteriografías del dígito. Los rayos X, son una ayuda diagnóstica importante en los pacientes con laminitis aguda y crónica. En los casos de laminitis aguda, se evidencia el inicio de rotación o hundimiento de la tercera falange y en las laminitis crónicas se realiza un seguimiento de estos procesos, alteración de la morfología de la tercera falange y complicaciones asociadas[63,100]. Las venografías y las arteriografías permiten la evaluación de la distribución del contraste y la identificación de las áreas con perfusión disminuida[66]. Ambas técnicas son las más utilizadas para la evaluación de severidad, respuesta al tratamiento y pronóstico de enfermedad. A pesar de la fiabilidad de ambas técnicas, la enfermedad necesita estar suficientemente avanzada o haber provocado numerosos cambios en la circulación lamelar para que éstas sean concluyentes. Por todo ello y nuestro conocimiento de la técnica de UTD y su gran uso en medicina humana en enfermedades vasculares periféricas, se escogió este método en este estudio para evaluar sus posibles aplicaciones en casos de caballos con laminitis. En los casos de laminitis, como diagnósticos diferenciales se deben incluir: osteítis, abcesos y fracturas de tejuelo... [75].

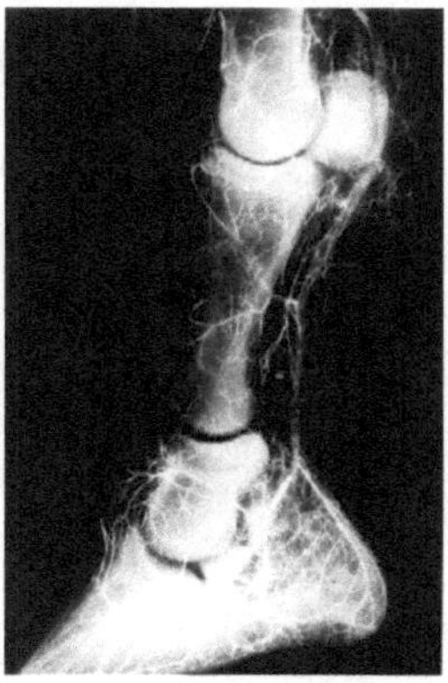

Figura 8. Arteriografía normal del dígito de un caballo en sección sagital[75].

4.7. Pronóstico

Predecir el pronóstico y la supervivencia de los caballos con infosura puede ser difícil. El grado de rotación dorsal de la falange distal puede utilizarse para esa finalidad: La mayoría de los caballos con una rotación superior a 5.5º regresaron a su antigua función deportiva, mientras que a aquellos con una rotación superior 11.5º perdían su capacidad deportiva, aunque algunos podrían emplearse para la reproducción. Aunque también se ha observado que la evaluación clínica de la gravedad de la claudicación basada en los grados de Obel fue el medio más fiable para determinar el resultado final[63,101,102].

La respuesta al tratamiento también puede ser un elemento predictivo de la lesión laminar que se ha producido y de esta manera, de la probabilidad de recuperación del animal[93,103,104]. Cuanto más rápido responde un caballo al tratamiento menor lesión laminar se produce y mejor será el pronóstico para la recuperación de la infosura. Sin embargo, los caballos que se recuperan de una infosura parecen ser más susceptibles a un episodio recurrente de la enfermedad[87,101].

También se ha observado la venografía y la arteriografía digital como método de valor para definir la interrupción de la arquitectura vascular y por lo tanto, como medio para ayudar a determinar el pronóstico en especial en el curso temprano de la enfermedad[75,101].

Las lesiones laminares no llegan a revertir por completo una vez dañadas, únicamente se reparan y por ello los caballos afectados tienen una mayor probabilidad de desarrollar de nuevo infosura en comparación con los animales que no ha sufrido la enfermedad previamente[63,101].

5. ULTRASONOGRAFÍA

5.1. Definición

La ultrasonografía se define como una técnica no invasiva utilizada en la apreciación de la configuración interna de los órganos que utiliza los ultrasonidos, es decir, los sonidos cuya frecuencia es superior a los 20.000 ciclos/segundo o hertzios. Los sonidos de esta frecuencia, son demasiado elevados para ser percibidos por el oído humano, cuyo umbral se encuentra en dicha cifra[27].

La frecuencia de los ultrasonidos usados en medicina varía entre 1 y 10 millones de Hz, es decir, de 1 a 10 megahertzios. La longitud de onda es inversamente proporcional a la frecuencia por ello, la mejor resolución se obtiene a mayores frecuencias. Sin embargo, la atenuación de los ultrasonidos cuando atraviesan los tejidos aumenta exponencialmente con la frecuencia, con lo que la mejor penetración se alcanza a menores frecuencias[27].

Existen distintos tipos de ultrasonografía: Modo A, es el modo más simple y muestra los ecos ultrasonográficos que retornan a los tejidos como picos en la pantalla del equipo donde la distancia entre éstos está relacionada con la distancia de las interfases sucesivas que atraviesan las ondas; la altura de cada pico corresponde a la amplitud del sonido en la profundidad del tejido. Modo B o Tiempo Real se muestra como una imagen bidimensional casi instantánea que interpreta el movimiento de los tejidos vivos. Y el Modo Doppler, permite explorar el movimiento de los tejidos fundamentalmente el corazón mediante la creación de una imagen unidimensional representada en el eje vertical respecto al tiempo en el eje horizontal[2].

5.2. Ultrasonografía Doppler

La ultrasonografía Doppler es el método de elección para identificar la presencia o ausencia de flujo en las distintas estructuras. También puede ser utilizada para determinar la presencia de flujo cuando se sospecha de una trombosis, o para documentar las alteraciones asociadas al flujo que aparecen con ciertas enfermedades. A su vez, el flujo sanguíneo puede ser estimado midiendo la velocidad con ultrasonografía Doppler y multiplicándola por el área de los vasos determinada por la ultrasonografía bidimensional[47].

Christian Johan Doppler (Fig. 9) físico de profesión y nacido en Austria en 1842, desarrolló la ecuación Doppler para poder entender el efecto Doppler que se produce cuando un emisor o reflector del sonido está en relativo movimiento con respecto al receptor[47].

En el caso de la evaluación del flujo vascular, se emite un haz de ultrasonidos que pasa a través del vaso sanguíneo y resulta de un cambio en la frecuencia de sonido cuando las ondas son reflejadas en un blanco en movimiento, generalmente las células sanguíneas. Si el movimiento es hacia el transductor, la frecuencia de retorno de los ecos es mayor que la transmitida por el sonido. Y si el movimiento se aleja del transductor, los ecos tendrán una menor frecuencia que la transmitida por el sonido (Fig. 9). La diferencia entre la frecuencia transmitida y la recibida es lo que se denomina efecto Doppler[47]. A mayor efecto Doppler, mayor velocidad.

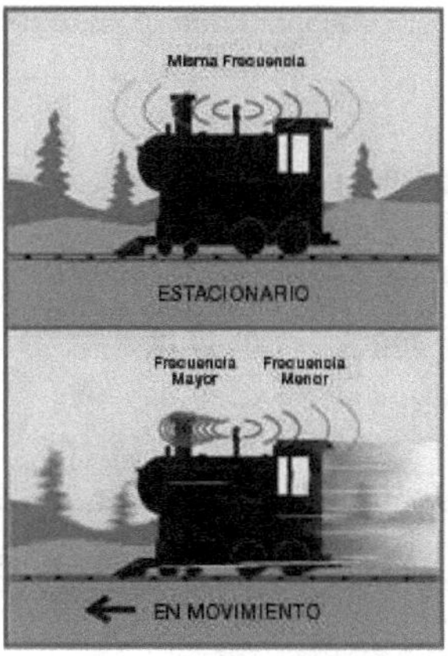

Figura 9. Ejemplo del efecto Doppler, representado en la parte superior de la figura por un tren estacionado en el que el sonido que éste produce es siempre a la misma frecuencia. En cambio, en la parte inferior se observa como cuando el tren está en movimiento y se acerca al punto receptor se percibe una mayor frecuencia de sonido y cuando el tren se aleja la frecuencia disminuye (www.windows.ucar.edu).

Sin embargo, el efecto Doppler no será tan grande si el haz transmitido no es paralelo al flujo sanguíneo. Por ello, debe de aplicarse un factor de corrección que tiene en cuenta la incidencia del ángulo del haz transmitido. La ecuación Doppler es la que describe esta relación[40]:

$$\mathbf{f = 2\ Fv\ cos\ (a)\ /\ c}$$

- f (Hz) = Frecuencia del efecto Doppler (diferencia entre el sonido transmitido y el reflejado).
- F (Hz) = Frecuencia original transmitida por el sonido.
- V (m/s) = Velocidad del blanco en movimiento.

- A = Ángulo entre el haz incidente y la dirección del blanco en movimiento.
- C= Velocidad de los ultrasonidos en los tejidos (1540 m/sec para tejidos blandos).
- Cos a= coseno del ángulo entre el haz incidente y la dirección del blanco en movimiento.

Igualmente, la ecuación puede ser reorganizada para determinar la velocidad del blanco en movimiento (flujo sanguíneo) de la siguiente manera[40]:

: **v= C x f / 2 F x cos (a)**

El ángulo de exploración es fundamental para el examen Doppler ya que debe de estar tan paralelo al flujo como sea posible para obtener datos de velocidad máxima, evitando así errores de cálculo asociados con grandes ángulos de incidencia. Cuanto más aumenta el ángulo más disminuye el valor de la velocidad obtenida. Esto es así, porque la ecuación Doppler utiliza el coseno del ángulo entre el cursor Doppler y el flujo. Generalmente, un ángulo de incidencia menor de 60 grados es lo recomendado, pero a su vez difícil de obtener fundamentalmente en vasos periféricos que se sitúan paralelos a la superficie de la piel. Pequeños cambios en la incidencia del ángulo por encima de los 60 grados resultan en alteraciones importantes en los cálculos de la velocidad[25].

El concepto más importante referente al efecto Doppler es la comparación de las frecuencias entre los ecos de retorno y la transmitida por el sonido. Esta diferencia se muestra generalmente el un rango de kiloHz y es audible cuando se recibe en la unidad Doppler. La información también puede ser visualizada en el monitor, como un espectro Doppler consistente en unos cambios de frecuencias (KHz) o velocidades (m/s) en el eje vertical y de tiempo en el eje horizontal[40,105].

5.3. Modos de ultrasonografía Doppler utilizados en la evaluación del flujo vascular periférico

- Sistema Doppler continuo: Es el sistema Doppler más básico. El sonido se emite de forma continua. El armazón del transductor tiene un elemento emisor y un elemento receptor. Un demodulador compara la frecuencia de las ondas transmitidas con la de las ondas recibidas y computa la diferencia. Los filtros eliminan los cambios Doppler de baja frecuencia. El instrumento de onda continua puede no ser capaz de distinguir entre varios vasos de la misma área, ya que cualquier movimiento dentro de la trayectoria analizada por los transductores emisor y receptor produce un cambio Doppler. El volumen explorado comienza cerca de la superficie del transductor y se extiende generalmente dentro de los tejidos tan alejados como penetre el haz. Los aparatos de onda continua son buenos para vasos superficiales y para señales débiles. No permiten obtener información de la profundidad[25].

- Sistema Doppler pulsado: En este sistema, el mismo elemento transductor emite y recibe sonido, parecido a los sistemas no-Doppler. El sonido se envía en ráfagas cortas, en el que el sistema espera el eco de retorno. La profundidad de tejido que es examinado en busca de flujo, está determinada por la variación en el tiempo transcurrido desde que se transmite el sonido y antes de su retorno al receptor. El sistema está pulsando repetidamente y un parámetro importante a tener en cuenta es la distancia al punto de medición. Por ello, a mayor distancia al punto de medición menor es la velocidad máxima que se puede medir por lo que se hace necesario el uso de transductores de baja frecuencia, que al contrario en ecografía bidimensional, ofrecen una mejor calidad de medición. Otro parámetro importante a tener en cuenta en el sistema Doppler pulsado, es la frecuencia de repetición de pulso (FRP) que es la frecuencia con que se emiten pulsos de sonido. El teorema de *Nyquist* establece que la FRP debe ser el doble que la frecuencia Doppler porque si no se pueden producir errores en el cálculo y en reconstrucción de las curvas Doppler. Por ello, la FRP debe de ser lo suficientemente alta como para examinar el vaso correctamente de modo que la información Doppler sea exacta. Se puede aumentar la FRP, sólo si se estimula rápidamente el flujo sanguíneo. Sin embargo, con este aumento hay menor tiempo entre pulsos para que retorne el sonido, por lo que disminuye la profundidad del examen. El fenómeno de error de cálculo del cambio de frecuencia Doppler donde la FRP es demasiado baja se llama aliasing. Éste, es un error frecuente pero fácil de reconocer: Las porciones de alta velocidad del espectro Doppler se malinterpretan como de baja velocidad y en dirección incorrecta. Se descenderá el FRP para dar más tiempo a que los ecos se propaguen en la profundidad de los tejidos y regresen cuando se estudian estructuras muy profundas. El FRP pude aumentar, cuando se usa una menor profundidad o aumentando la escala del trazado Doppler[25,106].

- Sistema Doppler color: Este sistema funciona de manera similar al Doppler pulsado. El color se asigna de modo arbitrario, basándose en que el flujo se acerque o se aleje del transductor. El color rojo, significa que el flujo se acerca al transductor, y el azul que se aleja. La frecuencia de cambio en la ecografía Doppler color se determina por el uso de una técnica llamada detección de la cuadratura. Aquí, la señal de cambio Doppler de retorno se compara con la frecuencia de conducción de la señal original y con la conducción que ha sido obtenida con un cambio de fase de 90°. Utilizando este método se determina la dirección del flujo. Los cambios de frecuencia Doppler, se determinan comparando la señal de retorno con una referencia y determinando la cantidad de cambios en la fase de la onda. Esto se hace usando una técnica llamada autocorrelación. El conjunto de cambios de frecuencia indica velocidad media para cada píxel. Para calcular este dato se requieren generalmente 128 pulsos por cada línea. En la ecografía Doppler color hay un intercambio entre la proporción muestral para detectar los cambios Doppler y la de pulso para generar la imagen. El cambio de imagen se lentifica mientras la ecografía Doppler color se está realizando[41]. La imagen de flujo en Doppler color permite asegurar la presencia, dirección y calidad del flujo más rápidamente que ninguna otra técnica no invasiva[107].

- Sistema dúplex-Doppler o ultrasonografía transcutánea Doppler (UTD): Este método de medir el flujo sanguíneo utiliza un sistema doble compuesto de un "scanner modo B" y de un fluxómetro Doppler pulsado y por eso es llamado de duplex Doppler o ultrasonografía transcutánea Doppler. Esta combinación nos permite obtener al mismo tiempo información anatómica con una imagen en tiempo real gracias al modo B, e información funcional referente al flujo sanguíneo gracias al uso del modo Doppler[40]. Cada pocos segundos el escaneado del Doppler es brevemente discontinuo y la imagen resumida. La mayoría de aparatos utilizan el mismo elemento transductor y cambian de modo Doppler a modo de imagen, otros tienen dos elementos transductores separados en la misma carcasa. Generalmente, la frecuencia Doppler es más baja que la de la imagen, lo que minimiza el aliasing en el modo Doppler y maximiza la resolución[25].

El duplex Doppler está bien establecido en medicina humana como una técnica sensible, no invasiva y relativamente de bajo costo para evaluar enfermedades en arterias carótidas y vasos periféricos basando en cambios de velocidad de flujo[31,108; 109,110]. Informaciones relacionadas con método cualitativo del duplex Doppler han sido usadas clínicamente en pacientes humanos con enfermedades cardiovasculares para identificar patrones de flujo sanguíneo periférico anormal[10]. A su vez, valores de picos de velocidades sistólicas pueden ser usados para cuantificar el grado de estenosis arterial en dichos pacientes[111,112]. La evaluación cualitativa y cuantitativa también ha sido usada en pacientes humanos en diferentes aplicaciones clínicas para identificar flujos sanguíneos anormales, como arteriosclerosis obliterante[113] y trombosis en la vena porta[114].

En medicina veterinaria, se ha demostrado en un estudio experimental con cerdos mediante inyección de agentes vasoactivos, que el flujo arterial femoral puede ser cuantificado de manera igualmente significativa mediante ultrasonografía transcutánea Doppler y mediante la "transit time flow-probe" creando varios modelos de flujo periférico[4]. Otro estudio también, ha encontrado adecuada correlación entre la evaluación duplex Doppler y diferentes métodos invasivos sobre el flujo sanguíneo esplénico en perros[115]. La evaluación del flujo arterial periférico mediante el duplex Doppler, está basado en la integral de la velocidad del flujo, el diámetro del vaso y la frecuencia cardiaca[20,116,117]. Los índices de resistividad[40,118,119,120,121] y pulsatilidad[115,122] son frecuentemente usados para obtener información sobre resistencia vascular arterial al flujo sanguíneo en el punto de muestra. La pulsatilidad es una medida relacionada con la impedancia vascular en el punto de observación, ya que evalúa la amplitud de oscilación de la onda de velocidad de flujo. El índice de pulsatilidad (IP), se calcula mediante la diferencia entre el pico de velocidad sistólica menos el pico de velocidad diastólica mínima entre la velocidad media. Respecto al índice de resistividad (IR), refleja la resistencia vascular al flujo, evaluando la amplitud de la velocidad sistólica máxima menos la velocidad diastólica tardía entre el pico de velocidad sistólica[31]. El IP es un índice muy usado para el estudio de enfermedades vasculares periféricas en humanos[123].

5.4. Patrón del espectro Doppler en flujo sanguíneo periférico

El uso del duplex Doppler ha servido para realizar numerosos estudios con el objetivo de identificar patrones normales del espectro vascular en vasos periféricos tanto en condiciones clínicas como experimentales. El patrón del flujo de las arterias periféricas está caracterizado por la existencia de un flujo positivo durante el ciclo cardiaco. Las velocidades son gráficamente representadas en relación al tiempo que sus ondas son producidas. Estos patrones de flujo sanguíneo dependen de muchos factores como el volumen de eyección del corazón, la resistencia de la red vascular y la distensibilidad de la pared arterial[124].

La distribución de la velocidad del flujo a través del vaso se muestra con un rango de velocidad en el espectro Doppler. El flujo sanguíneo en la mayoría de la luz de las arterias, el flujo presenta un patrón laminar. Las mayores velocidades están presentes en el centro de la luz arteria y disminuyen en la interfase de la sangre con el endotelio vascular. El patrón del flujo normal, puede presentar alteración en tramos vasculares con bifurcaciones o tortuosidades. El estrechamiento del segmento arterial hace que la velocidad del flujo presente características heterogéneas. Estas diferencias en la velocidad se manifiestan como un flujo disperso en el espectro Doppler[125]. Hay un llenado de dicho espectro que lo hace muy variable y difícil de cuantificar. Algunas veces, un flujo disperso puede ocurrir debido a un gran volumen de muestra y no debido a una estenosis arterial [8].

Los distintos tipos de flujo laminar más característicos son:

- Flujo de aceleración rápida (Plug flow velocity profile): Característico de grandes arterias (aorta). La velocidad de la sangre es muy similar en el centro y en la pared del vaso. La gran mayoría de las arterias se mueven a una velocidad similar y la velocidad de distribución es muy estrecha a través de la luz del vaso. Como resultado, el espectro está caracterizado por un estrecho pico de alta velocidad en sístole, que define un contorno llamado ventana espectral o ventana sistólica [8].

- Flujo parabólico (Parabolic flow velocity profile): Característico de pequeñas arterias (arteria renal). La velocidad de la sangre de la luz de la arteria es mayor que la de la sangre que se encuentra cerca de la pared del vaso, con lo que la velocidad de distribución es amplia a través de la luz del vaso. La ventana sistólica no se aprecia en el espectro durante la sístole porque existe un amplio rango de velocidades[8].

- Flujo parabólico intermedio (Parabolic intermediate flow velocity profile): Característico de arterias de tamaño medio (celiaca). Este patrón, es una mezcla entre el flujo de aceleración rápida en las zonas del centro del vaso y el flujo parabólico en las zonas más próximas a la pared del vaso. El espectro se caracteriza con un pico de baja velocidad en sístole con una ventana sistólica menor que la del flujo de aceleración rápida [8].

- Flujo turbulento: Característico de bifurcaciones, zonas curvas o ramificaciones. El espectro se caracteriza por pico sistólico con amplio rango de velocidades desde cero hasta las máximas positivas y negativas[8].

Estos distintos tipo de flujo presentados, no aparecen siempre de forma estricta, por lo que nos podemos encontrar con flujos transicionales entre dos tipos distintos. Además el método utilizado y la cantidad de muestra pueden influir en el patrón del espectro Doppler[107,125].

Las características del flujo que llega a los distintos órganos, está influenciada por los requerimientos de perfusión de cada lecho vascular. En la contracción cardiaca se produce un flujo hacia delante y que resulta en la distensión de las arterias. En función de la resistencia existente en cada lecho vascular, aparecen distintos patrones de flujo[25]:

- Patrón de alta resistencia al flujo: Característico de arterias con alta pulsatilidad y alta resistencia al flujo. El patrón presenta un pico sistólico muy afilado y un pico reverso en la diástole temprana (arteria aorta) [10,25].

- Patrón de resistencia intermedia al flujo: Característico de arterias de pulsatilidad y resistencia intermedia. Se representa por un pico sistólico afilado (más ancho que en arterias de alta resistencia) y un flujo que avanza con un pico diastólico positivo más bajo que en las arterias de baja resistencia (arteria celiaca) [10,25].

- Patrón de baja resistencia al flujo: Característico de arterias de pulsatilidad y resistencia baja. El patrón presenta un pico sistólico ancho y continuo y un pico diastólico positivo de alta velocidad que va decreciendo progresivamente (arteria renal) [10,25].

Se pone de manifiesto, como cada arteria en función de los distintos parámetros anteriormente descritos, posee su propio patrón que podrá verse alterado en ciertas condiciones fisiológicas y en estados patológicos que afecten al sistema vascular[25,126].

En medicina humana, de modo fisiológico se puede observar un cambio en el espectro Doppler de las arterias periféricas de miembros inferiores durante el ejercicio físico. El ejercicio va acompañado de una vasodilatación intensa y de una disminución en la resistencia de las arterias periféricas que produce una pérdida del patrón trifásico de alta resistencia y es sustituido por uno de baja resistencia, con una onda positiva durante la sístole y otra durante la diástole sin pico reverso[127, 128]. El estudio del flujo en condiciones normales mediante UTD también ha sido muy útil para el estudio del flujo utero-placental[129], el estudio del flujo ovárico y uterino[110] y el estudio del flujo aórtico fetal y umbilical[130]. Debido a esta especificidad, existen también numerosos estudios vasculares en estado patológico en la especie humana, en los que la UTD ha sido el método diagnóstico definitivo: estudio de alteraciones cardiovasculares en problemas aorto-ilíacos[131], características del flujo de la arteria braquial en pacientes hipertensos[132], estudio del flujo periférico en pacientes quirúrgicos y UCI[133] y alteraciones del flujo sanguíneo en función de la edad[134,135,136,137]. Cabe destacar, que en estados patológicos de estenosis, en la porción distal al área estenosada se observa un patrón de baja resistencia y como respuesta a esta situación, se produce una dilatación de los vasos colaterales en los músculos asociados al área estenosada que disminuye la resistencia vascular distalmente dando lugar a un patrón de baja resistencia[138]. Son fundamentalmente los cambios en el componente diastólico tardío, los que marcan la alteración del patrón vascular en relación a respuestas fisiológicas o patológicas, debido a que este componente depende principalmente del tiempo de duración de la diástole en el ciclo cardíaco[8].

En medicina veterinaria, a pesar de no ser pioneros en avances e investigaciones en la evaluación del flujo sanguíneo, cada vez son más los estudios realizados en distintas especies. En todos ellos queda de manifiesto la importancia y el valor diagnóstico de la medición de flujo sanguíneo periférico tanto cualitativa como cuantitativamente mediante el duplex-Doppler[139]. Se han realizado estudios en distintas especies en animales sanos o con alteraciones en el patrón debido a cambios fisiológicos. En el caso de bovinos, han sido estudiados los patrones normales de flujo en la arteria carótida común y vena yugular externa antes y después de la sedación con clorhidrato de xilazina[140]. En perros, han sido estudiados el flujo normal de la arteria basilar[13,141], arteria carótida común, aorta abdominal, iliaca externa[141], arteria renal principa[142]l, arteria femoral[33,141] y arteria hepática[139]. En caballos sanos, el flujo sanguíneo ha sido estudiado en algunos vasos como la arteria carótida común[143,144], arteria metatarsal[145], arteria femoral [146,147,148,149], arteria renal[150] y arteria digital palmar[17,70, 151,152] en la que se observó que su espectro Doppler estaba formado por un pico sistólico positivo seguido de 2-5 picos diastólicos también positivos. Se observó que cuando la FC era elevada, los picos sistólicos disminuían de manera inversamente proporcional [17,70,151, 152].

También se han realizado estudios en distintas especies en animales con diversas patologías. En el caso de perros, se ha estudiado la influencia de la anemia en el flujo de vasos esplénicos[125], la influencia de la frecuencia cardiaca y el uso de drogas vasoactivas en los patrones de flujo en la bifurcación ilio-femoral[124], cambios en el índice de resistividad en perros con fallo renal inducido por aminoglucósidos[120], relación entre los cambios en el ídice de pulsatilidad y estenosis arterial[123] y alteraciones del flujo renal en animales hipovolémicos[142]. En el caso de équidos, hay un estudio sobre la alteración del flujo digital y la concentración de endotelina en animales endotoxémicos[18] y otro sobre los cambios en el flujo en la arteria digital palmar en animales con cojera, pododermatitis o laminitis[19]. En el caso de équidos, ambos artículos basan principalmente estos estudios en la evaluación del flujo periférico mediante parámetros cuantitativos, pero en ninguno de ellos aparecen representados los cambios cualitativos del espectro Doppler en función del estado del animal.

5.5. Evaluación cuantitativa del flujo sanguíneo periférico

El uso del duplex-Doppler además de evaluar el flujo de manera cualitativa mostrando los patrones vasculares del espectro Doppler en vasos periféricos, mide la cantidad de flujo a su paso por un punto, velocidades sistólica, diastólica y media e índices de resistividad y pulsatilidad. Esto nos proporciona un estudio muy completo acerca del vaso a evaluar[153].

En medicina humana, existen numerosos estudios que validan la aplicación de la ultrasonografía duplex-Doppler para la obtención de medidas cuantitativas de flujo[153]. En estudios realizado en pacientes sanos, se evaluó la velocidad de flujo en la arteria femoral común[106], se observó correlación entre edad, peso, altura y masa muscular para el flujo sanguíneo de la arteria femoral[7], y se apreció que el aumento de la edad es directamente proporcional a la reducción en el flujo sanguíneo de vasos periféricos de miembros inferiores[154]. En el caso de estudios en pacientes enfermos, se ha evaluado la influencia de las enfermedades cardiovasculares en función de la edad y su influencia en el endotelio vascular el grado de oclusión arterial en pacientes con enfermedades arteriales periféricas[10] y validación de la velocidad sistólica como parámetro para evaluar la severidad de estenosis en un punto[8,111,112].

En medicina veterinaria, en los primeros años de uso de ultrasonografía duplex-Doppler, la mayoría de los estudios fueron enfocados a la identificación de patrones normales del espectro Doppler y la cuantificación de los valores del flujo en vasos periféricos tanto en condiciones clínicas como experimentales. En perros sanos se han realizado numerosos estudios, como el estudio en Beagles del flujo de la arteria hepática común para conocer los parámetros de normalidad [139], la distribución del flujo y las medidas de referencia durante la digestión en vasos esplénicos[122], influencia de la composición de la dieta durante la digestión sobre el flujo esplénico[115], análisis espectral de la aorta abdominal, arteria basilar, arteria carótida, arteria ilíaca externa y arteria femoral en Beagles[141] y medidas del flujo en arteria femoral[155]. En bovinos sanos, también han sido estudiados los cambios de velocidad de flujo en la arteria carótida común y en vena yugular externa antes y después de la sedación con clorhidrato de xilacina[140]. En équidos sanos, se han realizado estudios del flujo de la arteria metatarsal[145], arteria femoral[147,148,149] y arteria digital palmar[19,70,151,152].

También se han realizado estudios cuantitativos Doppler en distintas especies animales con diversas patologías. En el caso de perros, se ha estudiado el flujo de la arteria renal en animales con nefrotoxicidad experimental inducida[120], alteraciones en el flujo de la arteria renal en un animal con enfermedad de Addison[121], flujo de la arteria basilar en casos de hipertensión intracraneal[13], flujo de los vasos sanguíneos oculares en Beagles con glaucoma[116], cambios en el flujo de vasos esplénicos en animales con anemia normovolémica[125] y hemodinámica de la aorta abdominal y de los vasos esplénicos en el mismo proceso[125]. En cerdos en un estudio experimental, se evaluaron varios modelos de flujo periférico en arteria femoral mediante la inyección de agentes vasoactivos[4]. En el caso de équidos, hay un estudio sobre la alteración del flujo digital y la concentración de endotelina en animales endotoxémicos[156] y otro sobre los cambios en el flujo en la arteria digital palmar en animales con cojera, pododermatitis o laminitis[19].

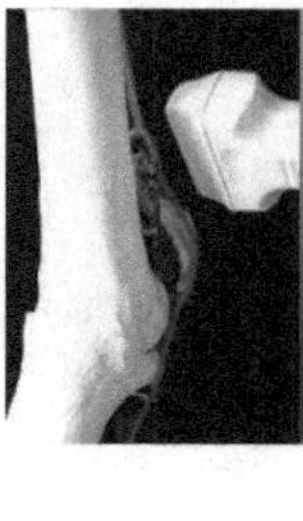

MATERIAL Y MÉTODOS

1. MATERIAL

1.1. Animales objeto de estudio

Para la realización de este estudio se utilizaron 42 caballos pertenecientes a propietarios particulares que acudieron al Servicio de Équidos del Hospital Clínico Veterinario de la Universidad de Murcia entre 2004 y 2007.

En base al examen clínico, pruebas complementarias de exploración y resultados de los métodos diagnósticos, los caballos se dividieron en los siguientes grupos:

- Grupo I: grupo control formado por caballos sanos
- Grupo II: caballos enfermos con patologías sistémicas que cursaban con endotoxemia y por tanto en riesgo de desarrollar laminitis
- Grupo III: caballos con laminitis.

Los criterios básicos de exclusión en cualquiera de los grupos fueron:

a) Tratamiento previo antes de ser recibidos en el Hospital Clínico Veterinario.

b) Caballos cuyo comportamiento era compatible con un elevado grado de estrés.

Se consideraron estos factores con el fin de disminuir cualquier alteración de los resultados obtenidos tanto en el examen clínico como en las pruebas complementarias de exploración y examen duplex-Dopper.

Grupo	Estado clínico	Número de casos por grupo
Grupo I	Sanos	9
Grupo II	Enfermos con patologías sistémicas con curso endotoxémico	19
Grupo III	Laminitis	14

Tabla 2. Distribución de caballos en los grupos

1.2. Aparataje y material accesorio

- Ecógrafo SonoDiagnost 800 (Philips Medical Systems (Hewlett Packard), Andover, USA), transductor lineal de alta resolución y en fase, de 7.5 MHz, con equipo de video (Sony S-VHS SVO-9500MDP), impresora blanco/negro (Mitsubishi P61,Japón) e impresora color (Sony Color Vídeo Printer Mavigraph, Japón).

- Gel ultrasónico Aquasonic 100 (Parker Laboratories, inc., Fairfield, New Jersey, USA) para favorecer el contacto con la superficie a ecografiar.

- Maquinillas manuales para rasurar el área de la extremidad del estudio ultrasonográfico (Quirosa S.A, Barcelona).

- Medidor de presión oscilométrico (Veterinary Blood Pressure Monitor, model 6000, SDI, Estados Unidos)

- Manguito de presión con vejiga 8x13cm y rango 13x20cm (Riester, Inglaterra)

- Fonendoscopio Littman (3M, Estados Unidos)

- Centrífuga de microhematocrito y Orto (mod. Radial, España)

- Refractómetro (Atago SPR-T2, Japón) para la determinación de proteínas totales.

- Vetescan (VetScan, Germany), para realizar la bioquímica sérica de cada animal.

- Abc (Abacus Junior Vet, Diatron, Austria), para realizar el hemograma sanguineo

- Aparato de Rx portátil (Gierth HF100, Germany)

- Chasis provisto de pantalla reforzada tipo orthomedium modelo Curix de AGFA tamaño 18x24cm (Mortsel, Bélgica)

- Películas modelo Curix Ortho ST-G2 de AGFA tamaño 18x24

- Protectores radiológicos: delantales plomados, guantes plomados y protectores tiroideos.

- Reveladora automática modelo Curix 60 de AGFA (Mortsel, Bélgica)

- Negatoscopios de luz blanca

- Contraste de Bario (Omnigraf 300, Juste S.A.Q.F, Madrid, España), para pintar una línea radiopaca en el casco que facilitará la medición del ángulo de rotación y hundimiento del tejuelo en los caballos infosados

- Pinzas de casco (Ryding hoof tester, USA) para evaluar la sensibilidad del casco

- Regla y transportador de ángulos (Arda, Italy) para calcular la existencia de hundimiento o rotación de la tercera falange.
- Lapiz para radiografías (Kodak, Madrid)

1.3. Sala de exploración

La sala donde se realizaron todos los exámenes estaba equipada con un potro de exploración y dos puertas correderas para poder mantenerla aislada y en silencio. La temperatura se mantuvo constante entre 21° y 23° C para establecer unas condiciones similares del entorno.

2. MÉTODOS

A todos los animales se les realizó:

- Historia clínica completa que incluía la recogida de los datos de la reseña, antecedentes clínicos y examen físico completo.
- Análisis de sangre que incluía hemograma sanguíneo y bioquímica sérica.
- Medida de presión arterial mediante oscilometría: se obtuvieron tres medidas presión arterial sistémica (sistólica, media y diastólica).

En base al examen físico y las pruebas complementarias de diagnóstico los animales se clasificaron en los siguientes grupos:

- **Grupo I:** constituido por caballos sanos que llegaron al Hospital Clínico Veterinario para la realización de exámenes compra-venta sin cojera ni alteraciones radiológicas evidentes y madres de potros con diversas patologías.

- **Grupo II**: constituido por caballos remitidos al Hospital Clínico Veterinario con diversas patologías sistémicas con alta predisposición a endotoxemia (por el tipo de patología, alteraciones en el examen clínico y hemograma sanguineo) y en consecuencia a desarrollar laminitis. En función de los resultados obtenidos en las pruebas realizadas y la presentación o no de pulso digital, el grupo II se dividió a su vez en un **Grupo IIA** de animales enfermos sin pulso digital a la palpación y un **Grupo IIB** de animales enfermos con pulso digital a la palpación. Se incluyó el examen radiológico del casco como prueba complementaria en el caso de los animales que presentaban pulso digital (grupo IIB) ya que los animales seleccionados para este grupo no debían presentar rotación o hundimiento del tejuelo. En los casos donde fue necesario corroborar un diagnóstico presuntivo de enfermedad, se efectuaron otras pruebas complementarias tales como abdominocentesis, citologías y cultivos uterinos, citologías y cultivos traqueales, citologías y cultivos de líquido pleural, radiología y ultrasonografía concluyendo así en todos los casos del estudio en un diagnóstico definitivo.

- **Grupo III**, constituido por animales con diagnóstico clínico de laminitis según los criterios de Pollit (1998). A todos los animales de este grupo se les realizó examen radiológico del casco. En función de los resultados radiológicos obtenidos, el grupo III se dividió a su vez en un **Grupo IIIA** de animales con laminitis sin rotación ni hundimiento de la tercera falange y un **Grupo IIIB** de animales con laminitis con rotación o hundimiento de la tercera falange.

Grupo		Estado clínico	Número casos	Número de casos Por grupo
Grupo I		Sanos	9	9
Grupo II	IIA	Enfermos sin pulso digital palmar	9	19
	IIB	Enfermos con pulso digital palmar	10	
Grupo III	IIIA	Laminitis sin rotación	6	14
	IIIB	Laminitis con rotación	8	

Tabla 3. División de los grupos en función del número de casos

2.1. Preparación de los animales

Los animales utilizados para el estudio fueron familiarizados con la sala de exploración e introducidos previamente en el potro de sujeción varias veces para evitar al máximo el estrés y alteraciones en los resultados. Además, se introducían en el potro quince minutos antes de empezar con el estudio para que se fuesen adaptando a la situación y en el momento del examen estuviesen lo más tranquilos posible. (Fig. 10).

Para evitar los posibles efectos vasculares de una eventual vasodilatación arterial postpandrial, todos los exámenes se realizaron entre las 18.00 y las 19.00 horas, lo que aseguraba un espacio de tiempo suficiente desde la última comida (Hoffman et al., 2001b). En ningún caso se utilizó sedación (Walker et al., 1986)

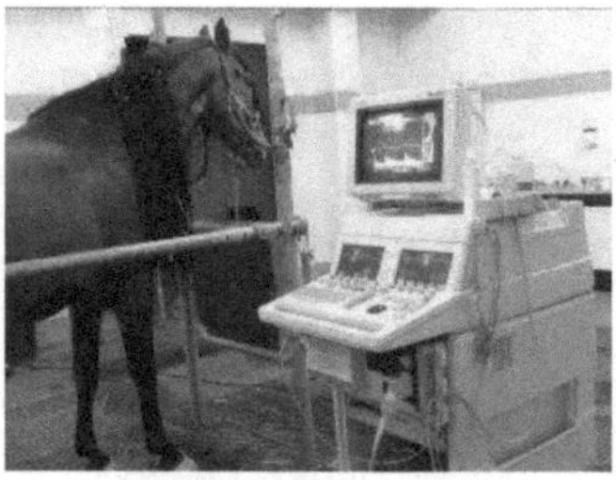

Figura 10. Animal en el potro preparado para el examen ultrasonográfico.

Una vez que los animales estaban tranquilos y habituados al potro de exploración se procedió a la preparación de extremidades donde se realizaría el examen ultrasonográfico. Para ello, se depiló un área desde detrás del ligamento interóseo hasta el tendón digital profundo, bajo la cual discurre la arteria digital palmar lateral a su paso por la zona más proximal al menudillo. Se limpió bien el área desde mitad de la caña hasta el casco con agua tibia y jabón para eliminar la suciedad y la grasa de la piel, con el fin de facilitar el paso de los ultrasonidos. No se utilizaron en ningún caso, soluciones alcohólicas.

2.2. Examen físico

Previo a la obtención del análisis sanguíneo, medidas de presión arterial sistémica y examen ultrasonográfico, se procedió al examen físico general siguiendo las indicaciones descritas en la bibliografía (Reed et al., 2004). Se prestó especial atención a: estado general, frecuencia cardiaca (FC), frecuencia respiratoria (FR), temperatura (T), motilidad intestinal, color de mucosas, tiempo de relleno capilar (TRC) y exploración de extremidades teniendo en cuenta la temperatura del casco, dolor a la palpación y presencia de pulso digital en el momento del examen. El pulso digital, fue explorado en la arteria digital palmar lateral y medial a la altura de la articulación metacarpo-falangiana en ambas extremidades. Este examen exhaustivo fue muy importante a la hora de determinar la inclusión de los animales en los distintos grupos.

2.3. Examen radiológico de extremidades

Posteriormente al examen físico, los animales con patologías susceptibles de endotoxemia y pulso digital (Grupo IIB) y los animales con signos clínicos de laminitis (Grupo IIIA y IIIB) fueron seleccionados para un examen radiológico consistente en la proyección latero-medial del casco de las extremidades afectadas con calor a la palpación, dolor a la exploración con pinzas de casco, o pulso a la palpación digital. Para la evaluación del resultado radiológico del hundimiento o rotación de la tercera falange, se dibujó con contraste de bario una línea blanca vertical en la pared dorsal del casco. La radiografía se realizó colocando la extremidad encima de un taco de madera para elevarla y obtener una correcta visualización de todas las estructuras del casco más cercanas al suelo.

En las radiografías obtenidas, se evaluó la presencia de edema en la pared dorsal del casco, grados de rotación o distancia de hundimiento de la tercera falange.

2.4. Análisis sanguíneo

Se obtuvieron muestras de sangre de la yugular externa que se colocaron en tubos con EDTA y tubos con separador de suero, para realizar un hemograma sanguíneo y bioquímica sérica completos de cada caballo.

2.5. Medida de presión arterial sistémica

Con el caballo en el potro de exploración, se midió la presión arterial sistémica en la arteria coccígea mediante el sistema oscilométrico. Se colocó un manguito adecuado para la cola con una anchura del 40% del diámetro de la misma según las recomendaciones de la literatura (Brown et Henik., 1998). Se situó en la zona más proximal de la cola con la zona distensible del mismo en la parte ventral de la cola (Fig.11). Se tuvo en cuenta, que estuviese bien colocado (correctamente ajustado, recto y en la parte más alta de la cola) para evitar falsos resultados. Se obtuvieron 3-5 medidas de presión arterial sistólica, diastólica, media, y frecuencia de pulso para cada animal (Fig. 12).

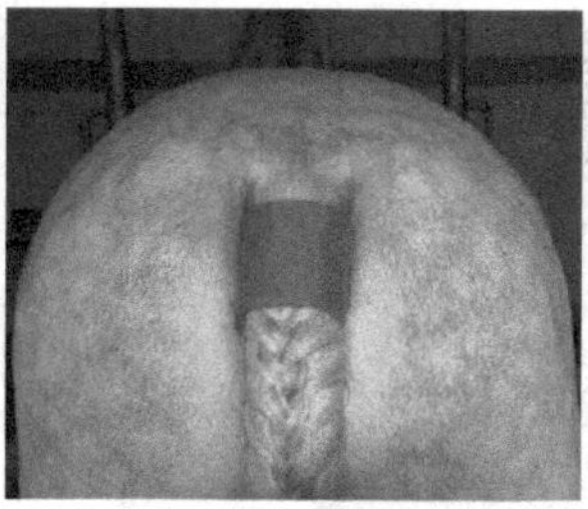

Figura 11. Colocación del manguito en la cola del caballo para medir la presión arterial sistémica.

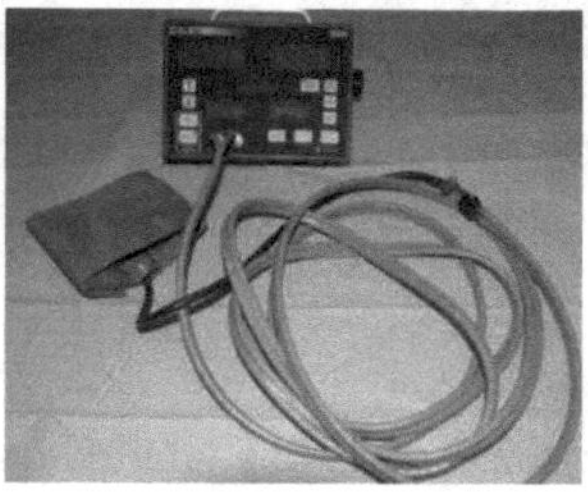

Figura 12. Medidor de presión oscilométrico y manguito

2.6. Estudio ultrasonográfico duplex-Doppler

Se realizó el estudio ultrasonográfico bidimensional y Doppler de la arteria digital palmar lateral. Para ello, los caballos se mantuvieron en estación de modo que las 4 extremidades estuviesen bien cuadradas y el peso uniformemente distribuido (Hoffman y cols., 2001; Pietra y cols., 2004).

Para realizar el estudio, el transductor se colocó suavemente y sin presión y con abundante gel en la parte lateral del metacarpiano III, proximal al menudillo y justo detrás del ligamento interóseo (Fig. 13) para visualizar la arteria digital palmar lateral.

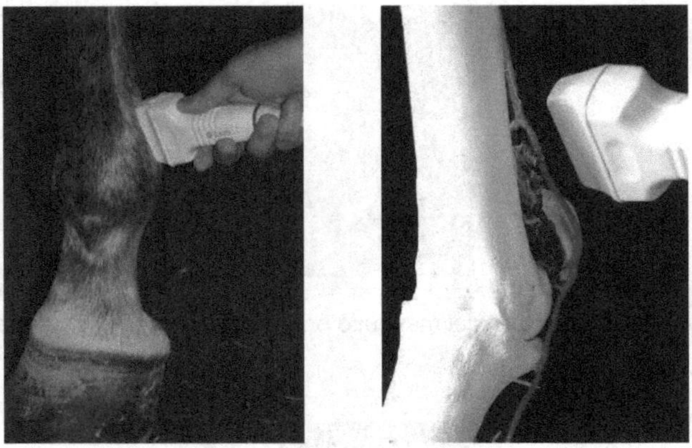

Figura 13. Colocación del transductor para la realización del examen ultrasonográfico

Primeramente se visualizaron los vasos en modo bidimensional colocando el transductor de modo que la arteria apareciera en un ángulo menor de 60º con respecto al haz de ultrasonidos. Posteriormente sobre el modo 2-D se seleccionó el modo Doppler color colocando el sector sobre los vasos para facilitar la identificación de la arteria (Fig. 14). Se obtuvieron tres medidas del diámetro de la arteria y se calculó el valor medio. Finalmente, se colocó el cursor del Doppler pulsado en el centro de la arteria en la zona donde se había medido el diámetro, procurando que el ángulo fuera entre 35º y 45º. La velocidad del espectro Doppler espectral seleccionada fue de 50 mm/s. Se ajustó la escala de velocidad para prevenir el *aliasing* en la imagen espectral. Una vez que la imagen del espectro Doppler de la arteria era óptima, se procedió a grabar en vídeo un mínimo de 3 ciclos para su posterior análisis tanto cualitativo como cuantitativo (Fig. 6). Este examen se realizó en las 2 extremidades anteriores (derecha e izquierda) en cada caballo.

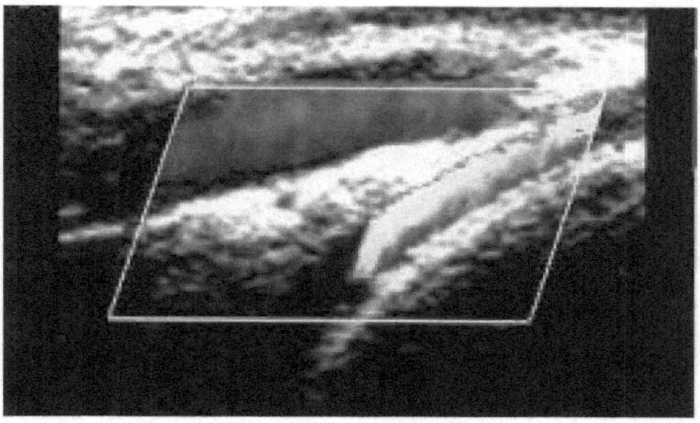

Figura 14. Imagen Doppler color, de la arteria digital palmar de un caballo sano donde se observa la vena digital palmar lateral de color azul y la arteria digital palmar lateral de color rojo en la zona proximal al menudillo detrás del ligamento interóseo.

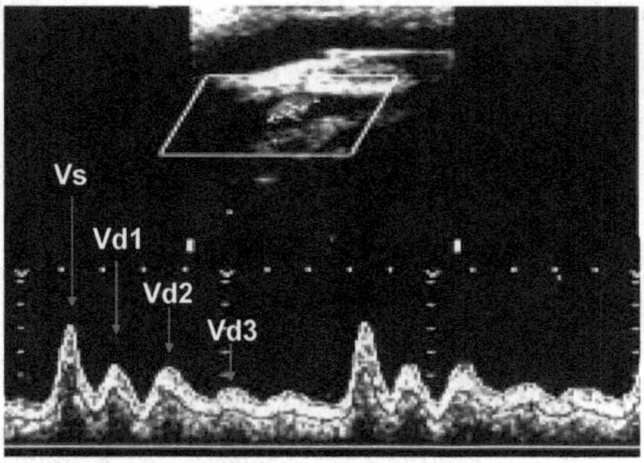

Figura 15. Morfología del espectro Doppler de la arteria digital palmar en un caballo sano donde se observa un pico sistólico que representa la velocidad sistólica (Vs) seguido de tres picos diastólicos (Vd1, Vd2 y Vd3)

El espectro Doppler fue estudiado cualitativamente teniendo en cuenta el número de picos de velocidad sistólica, diastólica y evaluando las características del flujo es decir, si era laminar o turbulento y de alta, media o baja resistencia.

En el estudio cuantitativo duplex-Doppler se utilizaron las medidas obtenidas por el software del ecógrafo y algunas calculadas entre las que se incluían:

- Diámetro de la arteria (Diám) cm
- Volumen de Flujo (VF) ml/min: FC x ITV x Área seccional (π $(d/2)^2$)
- Velocidad sistólica máxima (Vs) cm/s
- Velocidad diastólica (Vd) cm/s
- Velocidad diastólica 1 (Vd1) cm/s
- Velocidad diastólica 2 (Vd2) cm/s
- Velocidad diastólica 3 (Vd3) cm/s
- Velocidad diastólica 4 (Vd4) cm/s
- Velocidad media (Vm) cm/s
- Integral de la velocidad en el tiempo (ITV) cm
- Tiempo de aceleración (TAC) s
- Velocidad media en intervalo de tiempo (TPVM) cm/s
- Relación velocidad sistólica a velocidad diastólica (S/D): Vs / Vd
- Índice de pulsatilidad (IP): Vs-Vd / Vm
- Ïndice de resistividad (IR): Vs-Vd / Vs

3.7. Estudio estadístico

Los cálculos estadísticos se realizaron mediante el programa SPSS 14.00 para Windows (SPSS Inc. Chicago, USA). La información obtenida con el análisis cualitativo del espectro Doppler de la arteria digital palmar se procesó mediante estadística descriptiva. En los diferentes grupos se determinaron los estadísticos descriptivos (media, error típico de la media, intervalo de confianza, mediana, varianza, desviación típica, valor mínimo, valor máximo, rango y rango medio) para cada variable: edad, peso, FC, Hematocrito (Hcto), Proteínas totales (PT), Presión sistólica (Ps), Presión diastólica (Pd) y Presión media (Pm) así como los parámetros del examen ultrasonográfico duplex-Doppler (Diám, VF, Vs, Vdf, Vd1, Vd2, Vd3, Vd4, Vm, ITV, TAC, TPVM, S/D, IP e IR) (Tablas 8 a 14). Las diferencias estadísticas encontradas en las diferentes comparaciones realizadas serán relatadas en el texto, tablas y/o en gráficos tipo blox-plot.

Las variables cuantitativas fueron exploradas para determinar si seguían una distribución normal mediante el *test de Kolmogorov-Smirnov y Shapiro-Wilks*. Se rechazó la hipótesis de normalidad cuando los resultados fueron significativos ($p<0.05$). En los casos en los que se obtuvo discordancia entre los resultados de ambos tests, se consideraron los resultados del *test de Shapiro-Wilk* por su mayor sensibilidad para el análisis de muestras de menor tamaño.

A continuación se compararon los resultados de las medias de todas las variables entre las 2 extremidades anteriores. Las variables que cumplían las condiciones de normalidad y homogeneidad de varianzas fueron analizadas con el estadístico *t-student*. Las que no cumplían estas condiciones fueron analizadas con el *estadístico de Wilcoxon*.

Posteriormente, se realizó un estudio de *correlación de Pearson o Spearman* para todas las variables cuantitativas de los distintos grupos de caballos para estudiar las relaciones existentes entre las distintas variables (Tablas 15 a 17) siendo el nivel de significación utilizado de $p \leq 0.05$. En las variables que mostraron correlación significativa con significación $p<0.01$ se evaluó el grado de asociación mediante un análisis de regresión lineal simple. Los resultados se mostraron mediante gráficos de regresión lineal donde la línea de regresión es la línea central y las líneas laterales representan los intervalos de confianza (superior e inferior) al 95%. El uso de un menor nivel de significación estadística en el modelo de regresión lineal ($p \leq 0.01$) permitió la disminución de la inflación de la Tasa de Error Tipo I.

Finalmente, para comparar los resultados obtenidos de las variables cuantitativas en los distintos grupos, se utilizó el test de *ANOVA* para las variables paramétricas, utilizando la prueba de *Levene* para comprobar el supuesto de homogeneidad de varianzas y cuando existieron diferencias estadísticamente significativas se realizaron comparaciones a posteriori (o post-hoc) con el test de *Bonferroni*. En el caso de las variables no paramétricas se reutilizó el test de *Kruskal-Wallis*, y cuando existieron diferencias significativas se realizaron comparaciones por pares mediante el test de *Mann-Whitney*.

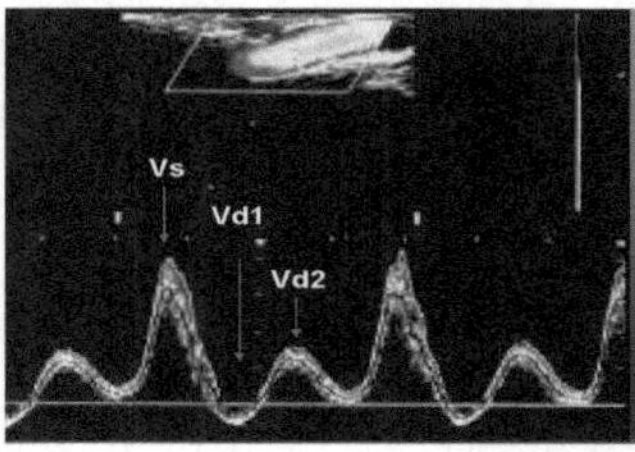

RESULTADOS

1. CARACTERIZACIÓN DE LOS GRUPOS

Grupo I

Este grupo, estaba constituido por 9 caballos sanos, de los que el 66,66% (n=6) eran Pura Raza Española (P.R.E) y el 33,33% (n=3) eran Cruzados. La edad media fue de 7,22 ± 1,22 años y el peso medio de 531,55 ± 35,24 Kg. Respecto a la distribución por sexos, un 66,66% (n=6) eran machos y un 33,33% (n=3) eran hembras (Tabla 4).

Grupo II

Este grupo estaba formado por 19 caballos enfermos con distintas patologías (Tabla 5). Respecto a las razas, los PRE fueron los más representados con un 57,8% (n=11) y los Cruzados fueron un 42,1% (n=8). La edad media fue de 7,57 ± 2,43 años y el peso medio del grupo fue de 509,26 ± 58,51 Kg. La distribución por sexos fue de un 52,63% (n=10) de yeguas y un 47,37% (n=9) de caballos.

Tras la evaluación clínica de los animales de este grupo, la distribución por patologías fue: síndrome de abdomen agudo 63,15% (n=12), pleuroneumonía 21,05% (n=4), retención de placenta 10,52% (n=2) y colitis dorsal derecha 5,26% (n=1).

Del total de caballos del grupo II, el 52,63% (n=10) de los animales presentaron pulso digital palmar aunque sin signos clínicos ni radiológicos evidentes de laminitis, siendo incluidos en el grupo IIB. El otro 47,36% (n=9) de los animales no presentó pulso digital, constituyendo el grupo IIA (Tabla 6).

Grupo III

Este grupo estaba formado por 14 caballos con laminitis clínica (Tabla 7). Los signos clínicos más importantes presentados por los animales de este grupo eran: pulso digital, posturas antiálgidas características de laminitis y dificultad en el movimiento. Un 64,28% (n=9) de los animales eran PRE y un 35,72% (n=5) Cruzados. La edad media fue de 8,14 ± 2,65 años y el peso medio de 531,78 ± 77,77 kg. En este grupo la distribución por sexos fue de un 71,43% (n=10) de caballos y un 28,57% (n=4) de yeguas.

En base a los resultados de los cambios radiológicos observados en la tercera falange, el grupo III se dividió a su vez en un grupo IIIA de caballos con laminitis sin rotación ni hundimiento de la tercera falange que representaba el 57,99% (n=8) y un grupo IIIB de caballos con laminitis con rotación o hundimiento de la tercera falange que representaba el 42,01% (n=6).

Tabla 4. Características de raza, sexo, edad y peso de los 9 caballos sanos incluidos en el grupo I.

	RAZA	SEXO	EDAD(años)	PESO(Kg)
Caballo 1	CRUZ	M	10	497
Caballo 2	PRE	H	10	560
Caballo 3	PRE	M	6	464
Caballo 4	PRE	M	4	582
Caballo 5	PRE	M	6	516
Caballo 6	PRE	M	7	548
Caballo 7	PRE	M	7	540
Caballo 8	CRUZ	H	8	547
Caballo 9	CRUZ	H	7	530

PRE, pura raza español; CRUZ, cruzado; M, macho; H, hembra

Tabla 5. Características de raza, sexo, edad y peso de los 19 caballos con enfermedades predisponentes a endotoxemia y laminitis.

	RAZA	SEXO	EDAD(años)	PESO(Kg)	ENFERMEDAD
Caballo 10	PRE	M	12	550	SAA
Caballo 11	PRE	H	4	400	SAA
Caballo 12	PRE	M	7	420	PLN
Caballo 13	CRUZ	M	7	438	SAA
Caballo 14	PRE	M	6	540	SAA
Caballo 15	CRUZ	M	7	580	PLN
Caballo 16	PRE	H	6	600	RP
Caballo 17	PRE	H	6	540	SAA
Caballo 18	PRE	H	8	606	RP
Caballo 19	CRUZ	M	7	417	SAA
Caballo 20	CRUZ	H	7	480	PLN
Caballo 21	PRE	M	6	505	SAA
Caballo 22	CRUZ	H	8	530	SAA
Caballo 23	CRUZ	H	10	503	SAA
Caballo 24	PRE	M	8	500	SAA
Caballo 25	PRE	M	12	520	SAA
Caballo 26	PRE	H	8	510	PLN
Caballo 27	PRE	H	12	507	SAA
Caballo 28	PRE	H	7	530	RDC

PRE, pura raza español; CRUZ, cruzado; M, macho; H, hembra; SAA, síndrome de abdomen agudo; PLN, pleuroneumonía; RP, retención de placenta; RDC, colitis dorsal derecha.

Tabla 6. Distribución del grupo II según la presencia o no de pulso digital y enfermedades diagnosticadas.

Grupo	Enfermedades	Número casos	Número de casos Por grupo
Grupo IIA	Síndrome de abdomen agudo	5	9
	Pleuroneumonía	2	
	Retención de placenta	2	
Grupo IIB	Síndrome de abdomen agudo	7	10
	Pleuroneumonía	2	
	Colitis dorsal derecha	1	

Tabla 7. Características de raza, sexo, edad y peso de los 12 caballos enfermos con laminitis incluidos en el grupo III.

	RAZA	SEXO	EDAD(años)	PESO(Kg)	ENFERMEDAD
Caballo 29	CRUZ	M	6	480	LAM. SIN ROT
Caballo 30	CRUZ	M	10	450	LAM. SIN ROT
Caballo 31	PRE	M	10	540	LAM. SIN ROT
Caballo 32	PRE	H	8	642	LAM. SIN ROT
Caballo 33	PRE	M	7	520	LAM. SIN ROT
Caballo 34	PRE	M	6	520	LAM. SIN ROT
Caballo 35	CRUZ	M	10	540	LAM. SIN ROT
Caballo 36	CRUZ	H	10	548	LAM. SIN ROT
Caballo 37	PRE	M	6	420	LAM. ROT/HUND
Caballo 38	CRUZ	M	15	486	LAM. ROT/HUND
Caballo 39	PRE	M	6	510	LAM. ROT/HUND
Caballo 40	PRE	M	5	520	LAM. ROT/HUND
Caballo 41	PRE	H	8	550	LAM. ROT/HUND
Caballo 42	PRE	H	6	627	LAM. ROT/HUND

PRE, pura raza español; CRUZ, cruzado; M, macho; H, hembra. ROT, rotación; HUND, hundimiento.

2. VARIABLES CUANTITATIVAS CARACTERÍSTICAS DEL ANIMAL Y DE SU ESTADO HEMODINÁMICO

En la siguiente exposición de los resultados cuantitativos los datos son expresados en tablas con los estadísticos descriptivos (media, error típico de la media, intervalo de confianza, mediana, varianza, desviación típica, valor mínimo, valor máximo, rango y rango medio) (Tablas 8 a 14). Las diferencias estadísticas entre las comparaciones efectuadas estarán apuntadas sobre el texto y representadas en gráficos tipo "box-plot". Las correlaciones se muestran en las tablas 15 a 17 con el valor de correlación y su correspondiente significación estadística. En las correlaciones con $p<0.01$ se realizaron análisis de regresión lineal y se especifican mediante índices y gráficos de regresión lineal.

2.1. Edad

En la comparación de la media de edad entre todos los caballos de los distintos grupos y subgrupos, se observó que no existieron diferencias estadísticamente significativas para esta variable ($p=0.29$) (Fig.19).

2.2. Peso

En la comparación de la media de peso entre todos los caballos de los distintos grupos y subgrupos se observó que no existieron diferencias estadísticamente significativas para esta variable variable ($p=0.37$) (Fig. 20).

2.3. Frecuencia cardiaca (FC)

a) Comparaciones entre grupos: En la comparación de medias entre los grupos para la FC hubo diferencias estadísticamente significativas ($p=0.009$) entre el grupo de los animales sanos (Grupo I) y los animales con laminitis con cambios radiológicos (Grupo IIIB). En estos caballos (Grupo IIIB), la FC fue mucho más alta y con mayor desviación típica (59 ± 17,96 lpm) que en el grupo de caballos sanos (Grupo I) (39,56 ± 7,33 lpm).

En la comparación entre subgrupos para la variable FC se encontraron diferencias significativas (p=0.019) entre los animales del Grupo IIIA (52.75 ± 12.32 lpm) y los animales del Grupo IIIB (59 ± 17.96 lpm) (Fig.21).

b) Grupo I: En el grupo de caballos sanos, se observó menor S/D (r=-0.693 p=0.038) e IP (r=-0.687 p=0.041) a menor FC.

c) Grupo II: En el grupo de caballos enfermos no hubo correlaciones significativas entre la FC y el resto de variables estudiadas.

d) Grupo III: En este grupo, dado que existieron diferencias significativas entre los subgrupos se realizaron las correlaciones por separado para cada uno de ellos. En el grupo de caballos con laminitis sin cambios radiológicos (Grupo IIIA) se observó que a mayor edad (r=+0.747 p=0.033) los animales presentaban mayor FC. También se observó una menor ITV (r=-0.807 p=0.028) a mayor FC. En el grupo de caballos con laminitis con cambios radiológicos (Grupo IIIB) no existieron correlaciones estadísticamente significativas para la FC con ninguna variable.

2.4. Hematocrito (Hcto)

a) Comparaciones entre grupos: En el resultado de la comparación de medias entre los distintos estados patológicos no existieron diferencias estadísticamente significativas entre los grupos para la variable Hcto (p=0.71).

La comparación entre subgrupos tampoco mostró diferencias significativas en función del Hcto (Fig. 22).

b) Grupo I: En el grupo de caballos sanos, en el estudio de correlación se halló que a mayores PT(r=+0.731 p=0.025) mayor Hcto.

c) Grupo II: En el grupo de animales enfermos se obtuvo que a mayor Pd (r=+0.501 p=0.029) y Pm (r=+0.49 p=0.033) mayor Hcto.

d) Grupo III: En el grupo de animales con laminitis no se obtuvieron correlaciones estadísticamente significativas para el Hcto con ninguna de las variables del flujo arterial.

2.5. Proteínas totales (PT)

a) Comparaciones entre grupos: En el resultado de la comparación de medias entre los distintos estados patológicos no existieron diferencias estadísticamente significativas entre los grupos para la variable PT (p=0.59).

La comparación entre subgrupos tampoco mostró diferencias significativas en función de las PT (Fig.23).

b) Grupo I: En el grupo de caballos sanos, en el estudio de correlación la única relación fue la citada anteriormente con el Hcto.

c) Grupo II: En el grupo de caballos enfermos para la variable PT, no existieron correlaciones significativas.

d) Grupo III: En el grupo de animales con laminitis no se obtuvieron correlaciones estadísticamente significativas para las PT con ninguna de las variables del flujo arterial.

2.6. Presión sistólica, diastólica y media (Ps, Pd y Pm)

a) Comparaciones entre grupos: El resultado de la comparación de medias para estas variables entre los distintos grupos no fue estadísticamente significativos para la Ps (p=0.098), Pd (p=0.084) y Pm (p= 0.064).

En la comparación por subgrupos para el grupo de animales enfermos (Grupo II), los resultados fueron no significativos. En cambio, en el grupo de animales con laminitis (Grupo III) los resultados obtenidos para la Ps fueron significativamente mayores (p=0.042) para los caballos del Grupo IIIB (153.21 ± 34.63 mmHg) que para los del Grupo IIIA (125.91 ± 7.11 mmHg). Para la variable Pm también se obtuvieron diferencias significativamente mayores (p=0.021) para los caballos del Grupo IIIB (123.63 ± 28.31 mmHg) que para los caballos del Grupo IIIA (96.66 ± 8.02 mmHg) (Fig 24,25,26).

b) Grupo I: En el estudio de correlación en el grupo de caballos sanos, se observó mayor Pd (r=+0.686 p=0.041), Pm (r=+0.966 p=0.00), Vdf (r=+0.684 p=0.042), Vm (r=+0.717 p=0.030) y TPVM (r=+0.717 p=0.030) a mayor Ps. Para la variable Pd, las correlaciones significativas fueron con Ps (r=+0.686 p=0.041) y Pm (r=+0.731 p=0.025). Y para la Pm se hallaron correlaciones con las variables Ps (r=+0.966 p=0.00), Pd (r=+0.731 p=0.025), Vdf (r=+0.762 p=0.017), Vd1 (r=+0.787 p=0.012), Vd2 (r=+0.738 p=0.037), Vm (r=+0.812 p=0.008) y TPVM (r=+0.812 p= 0.008).

Se apreció considerable asociación entre Ps y la variable Pm (R^2=0.92) (Fig 27A). Sin embargo la asociación entre las variables Pm y TPVM (R^2=0.44) (Fig 27B) y Pm y Vm (R^2=0.35) (Fig 27C) fue bastante baja.

c) Grupo II: Dado que no existieron diferencias significativas entre los subgrupos para la Ps, Pd y Pm, se realizaron las correlaciones para todo el Grupo II. Para la Ps hubo correlaciones significativas con las variables Pd (r=0.673 p=0.002) y Pm (r=0.767 p=0.00). Para la Pd hubo correlaciones significativas con las variables Hcto (r=0.504 p=0.028), Ps (r=0.673 p=0.002) y Pm (r=0.767 p=0.00). Y para la Pm existieron correlaciones con las variables Hcto (r=0.497 p=0.030), Ps (r=0.767 p=0.00) y Pd (r=0.951 p=0.00).

En el análisis de regresión lineal simple realizado se observó asociación positiva entre las variables Ps y Pd (R^2=0.61) (Figura 28A), Ps y Pm (R^2=0.72) (Figura 28B) y fundamentalmente entre las variables Pd y Pm (R^2=0.94) (Figura 28C).

d) Grupo III: Las correlaciones en el grupo de animales con laminitis se realizaron por subgrupos para la Ps y Pm y conjuntamente para la Pd.

En el caso de la Ps se hallaron correlaciones significativas en el Grupo IIIA con las variables, FC (r=-0.808 p=0.015) y Hcto (r=-0.731 p=0.039). Y en el Grupo IIIB, las correlación fue con Pd (r=0.941 p=0.005). En el Grupo IIIB, se apreció considerable asociación entre las variables Ps y Pd (R^2=0.86) (Fig. 29)

Respecto a la Pm, las correlaciones significativas en el Grupo IIIA fueron únicamente con la variable Diám (r=-0.819 p=0.013). En el Grupo IIIB no se hallaron correlaciones significativas entre la Pm y ninguna variable.

En el caso de la variable Pd, las correlaciones se realizaron en todo el Grupo III, hallando correlación significativa con las variables Ps (r=0.904 p=0.00) y Pm (r=0.795 p=0.00). La asociación entre las variables Pd y Ps (R^2=0.88) (Fig.30A) y Pd y Pm (R^2=0.94) (Fig.30B) fue muy alta.

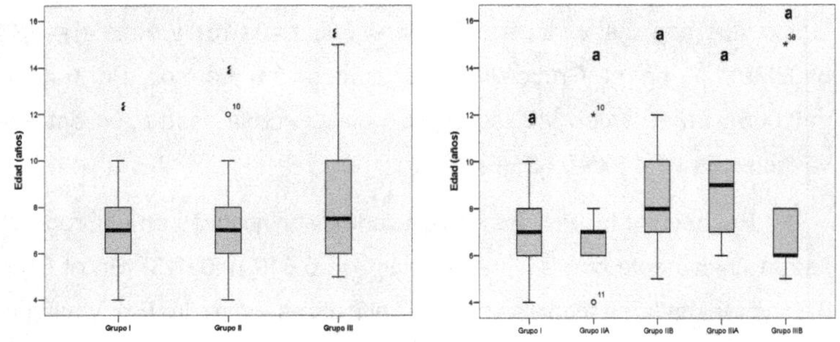

A B

Figura 19. Diagramas de cajas (box-plot) mostrando los valores estadísticos descriptivos correspondientes a la variable **EDAD** entre los grupos principales (A) y entre el grupo de caballos sanos (Grupo I) y el resto de subgrupos (B). Letras diferentes representan diferencias estadísticamente significativas entre los grupos (p<0.05).

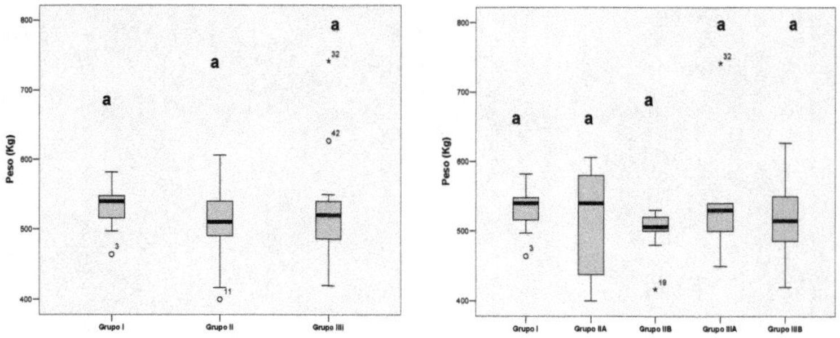

A B

Figura 20. Diagramas de cajas (box-plot) mostrando los valores estadísticos descriptivos correspondientes a la variable **PESO** entre los grupos principales (A) y entre el grupo de caballos sanos (Grupo I) y el resto de subgrupos (B). Letras diferentes representan diferencias estadísticamente significativas entre los grupos (p<0.05).

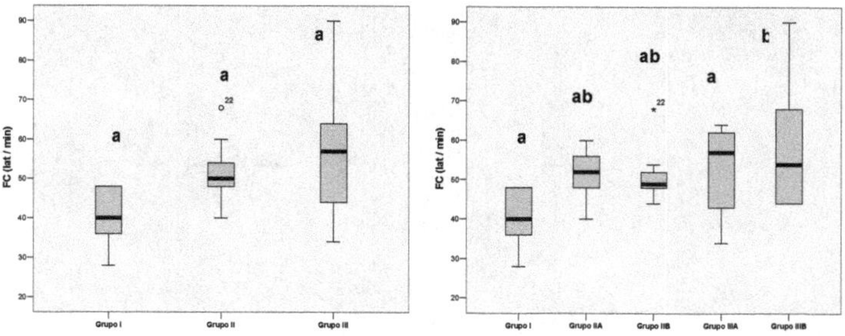

A B

Figura 21. Diagramas de cajas (box-plot) mostrando los valores estadísticos descriptivos correspondientes a la variable **FRECUENCIA CARDÍACA (FC)** entre los grupos principales (A) y entre el grupo de caballos sanos (Grupo I) y el resto de subgrupos (B). Letras diferentes representan diferencias estadísticamente

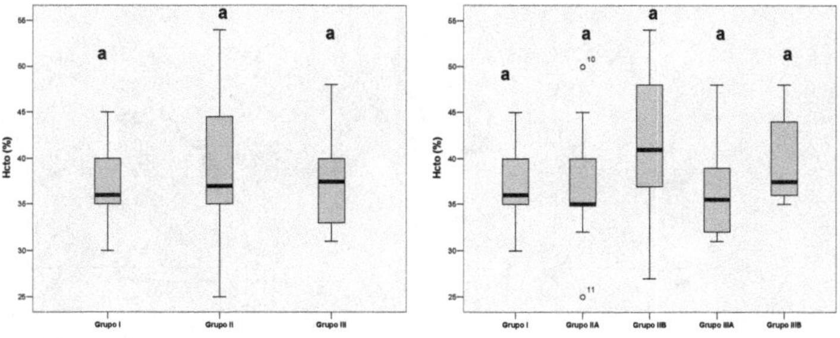

A B

Figura 22. Diagramas de cajas (box-plot) mostrando los valores estadísticos descriptivos correspondientes a la variable **HEMATOCRITO (Hcto)** entre los grupos principales (A) y entre el grupo de caballos sanos (Grupo I) y el resto de subgrupos (B). Letras diferentes representan diferencias estadísticamente significativas entre los grupos ($p<0.05$).

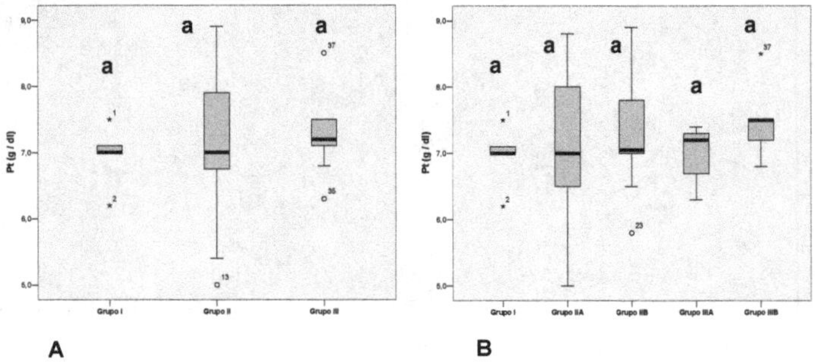

Figura 23. Diagramas de cajas (box-plot) mostrando los valores estadísticos descriptivos correspondientes a la variable **PROTEÍNAS TOTALES (PT)** entre los grupos principales (A) y entre el grupo de caballos sanos (Grupo I) y el resto de subgrupos (B). Letras diferentes representan diferencias estadísticamente significativas entre los grupos (p<0.05).

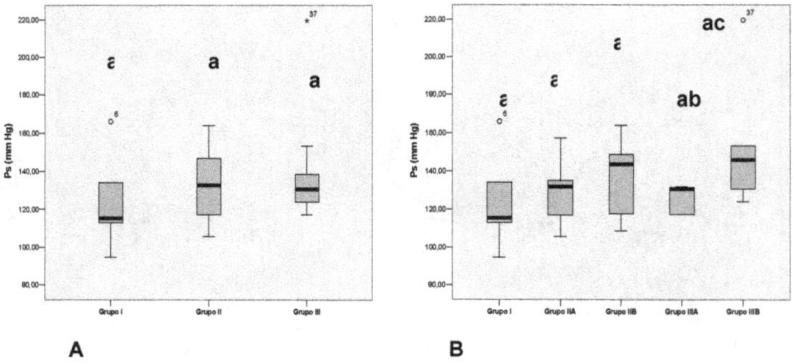

Figura 24. Diagramas de cajas (box-plot) mostrando los valores estadísticos descriptivos correspondientes a la variable **PRESIÓN SISTÓLICA (Ps)** entre los grupos principales (A) y entre el grupo de caballos sanos (Grupo I) y el resto de subgrupos (B). Letras diferentes representan diferencias estadísticamente significativas entre los grupos (p<0.05).

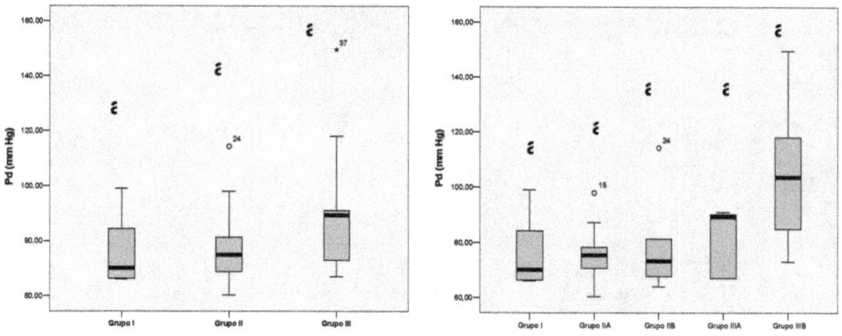

A B

Figura 25. Diagramas de cajas (box-plot) mostrando los valores estadísticos descriptivos correspondientes a la variable **PRESIÓN DIASTÓLICA (Pd)** entre los grupos principales (A) y entre el grupo de caballos sanos (Grupo I) y el resto de subgrupos (B).). Letras diferentes representan diferencias estadísticamente

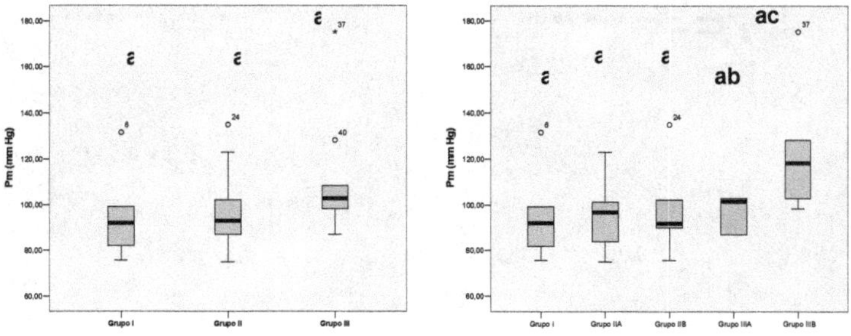

A B

Figura 26. Diagramas de cajas (box-plot) mostrando los valores estadísticos descriptivos correspondientes a la variable **PRESIÓN MEDIA (Pm)** entre los grupos principales (A) y entre el grupo de caballos sanos (Grupo I) y el resto de subgrupos (B). Letras diferentes representan diferencias estadísticamente significativas entre los grupos (p<0.05).

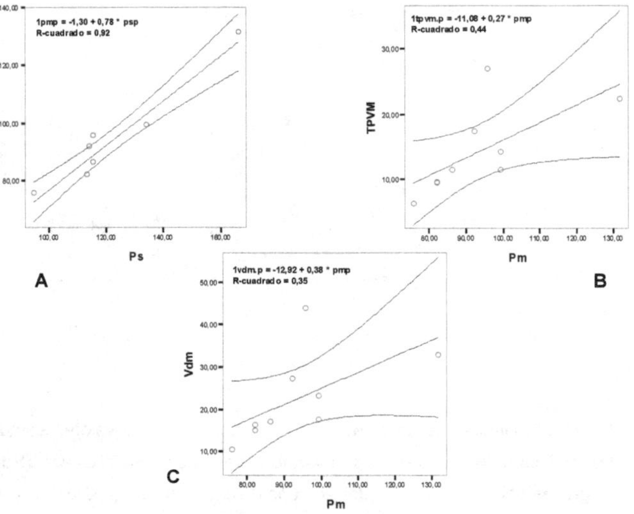

Figura 27. Ajuste de datos experimentales por un modelo de Regresión lineal para la variable Presión sistólica (Ps) con la Presión media (Pm) (A). Y para la variable Presión media (Pm) con la Velocidad media en intervalo de tiempo (TPVM) (B) y la Velocidad media (Vm) (C) en el grupo de caballos sanos (Grupo I).

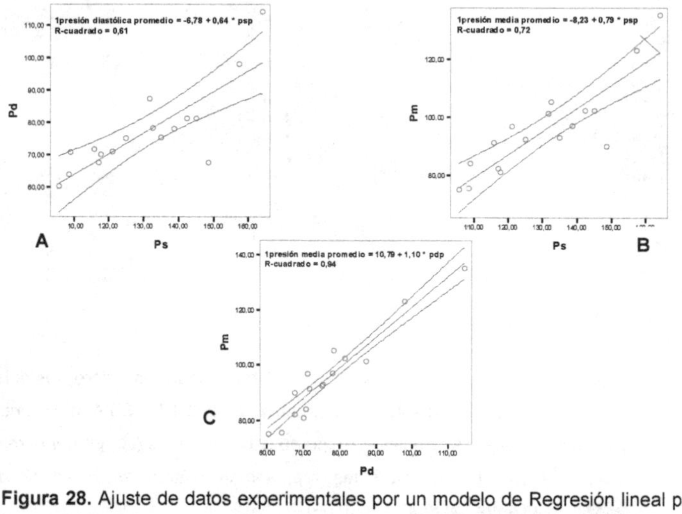

Figura 28. Ajuste de datos experimentales por un modelo de Regresión lineal para la variable Presión sistólica (Ps) con la Presión diastólica (Pd) (A). Y para la variable Presión sistólica (Ps) con la Presión media (Pm) (B) y la Presión diastólica (Pd) (C) con la Presión media (Pm) en el grupo de caballos enfermos (Grupo II).

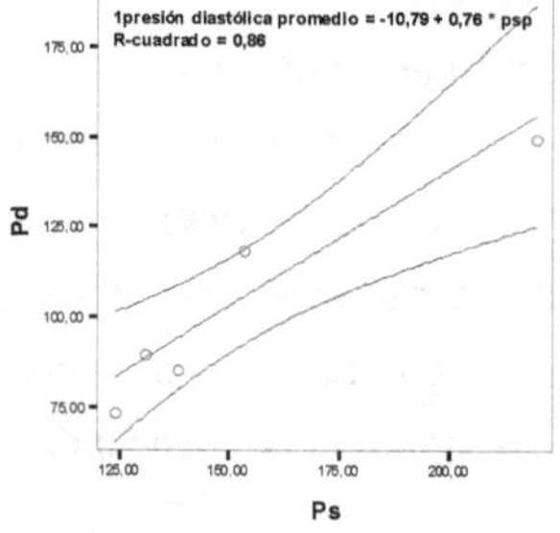

Figura 29. Ajuste de datos experimentales por un modelo de Regresión lineal para la variable Presión sistólica (Ps) con la Presión diastólica (Pd) en los caballos con laminitis con rotación (Grupo IIIB).

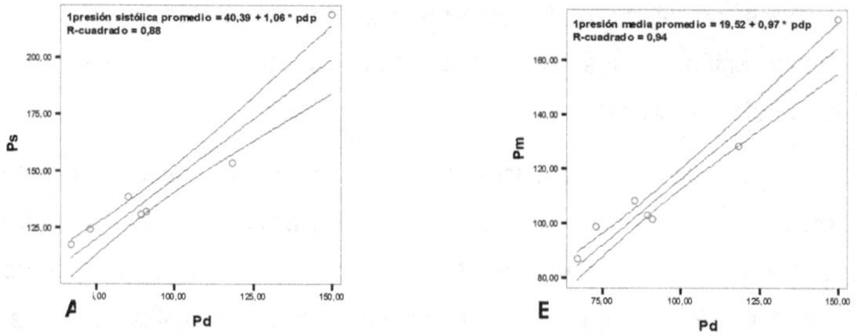

Figura 30. Ajuste de datos experimentales por un modelo de Regresión lineal para la variable Presión diastólica (Pd) con la Presión sistólica (Ps) (A) y la Presión media (Pm) (B) en los caballos con laminitis (Grupo III).

3. EXAMEN ULTRASONOGRÁFICO DOPPLER

Se realizó el examen ultrasonográfico Doppler en ambas extremidades anteriores. Los resultados obtenidos para todas las variables Doppler fueron comparados entre ambas extremidades y no se hallaron diferencias estadísticamente significativas en ninguno de los grupos ni subgrupos. Esto permitió que los valores obtenidos en ambas extremidades pudieran ser agrupados duplicando el número de muestra para la realización del estudio estadístico. El método de exposición será el mismo que el realizado anteriormente en el estudio de las variables hemodinámicas.

Es importante destacar, que el grado de colaboración del paciente fue fundamental en este estudio. Todos los caballos incluidos en el mismo, estaban familiarizados con el entorno y con el sitio del examen, algunos de ellos (n=4) tuvieron que ser descartados por su escasa colaboración y los resultados tan variables obtenidos debido al nerviosismo y al estrés.

Debido a que la ultrasonografía duplex Doppler es una técnica de imagen, la obtención de los ecocardiogramas de buena calidad era fundamental, en este estudio. La duración de un examen medio fue de 40 minutos. Sin embargo, en algunos caballos con laminitis debido al dolor, la duración del examen fue mayor por el movimiento continuo de extremidades.

3.1. Modo bidimensional (2D): Diámetro de la arteria digital palmar

a) Comparaciones entre grupos: El Diámetro en el grupo de caballos con laminitis (Grupo III) (0.38 ± 0.070 cm) fue significativamente mayor (p=0.024) que en el grupo de caballos enfermos (Grupo II) (0.30 ± 0.889 cm).

En las comparaciones por subgrupos, en el Grupo II existieron diferencias significativas (p=0.045) entre los caballos del Grupo IIA (0.263 ± 0.025 cm) y los caballos del Grupo IIB (0.344± 0.10 cm). En cambio en el Grupo III, no existieron diferencias significativas ($p=0.186$) entre los animales del Grupo IIIA y los animales del Grupo IIIB (Fig.31)

b) Grupo I: En el grupo de caballos sanos, sólo hubo una correlación significativa para el Diámetro con la variable VF ($r=0.855$ $p=0.030$) (Tabla 15). En el análisis de regresión, la asociación entre la variable Diámetro y VF fue considerablemente alta ($R^2=0.73$) (Fig.32).

c) Grupo II: Se realizó el estudio de correlación por separado para cada subgrupo de caballos enfermos. En el Grupo IIA hubo una correlación negativa entre el Diámetro y la variable TAC ($r=-0.710$ $p=0.032$). Y en el Grupo IIB, hubo correlaciones estadísticamente significativas con las variables VF ($r=0.783$ $p=0.032$) y Vs ($r=0.527$ $p=0.020$).

d) Grupo III: Se realizaron las correlaciones para todo el Grupo III siendo significativas con las variables: PT ($r=0.739$ $p=0.003$), VF ($r=0.675$ $p=0.016$), Vd2 ($r=0.680$ $p=0.015$), TPVM ($r=0.676$ $p=0.008$) e IP ($r=-0.818$ $p=0.00$) (Tabla 17). Se realizó un ajuste de datos experimental por regresión lineal entre las variables Diám y PT ($R^2=0.66$) (Fig. 33A), Diám y TPVM ($R^2=0.46$) (Fig. 33B), y Diám e IP ($R^2=0.67$) (Fig. 33C).

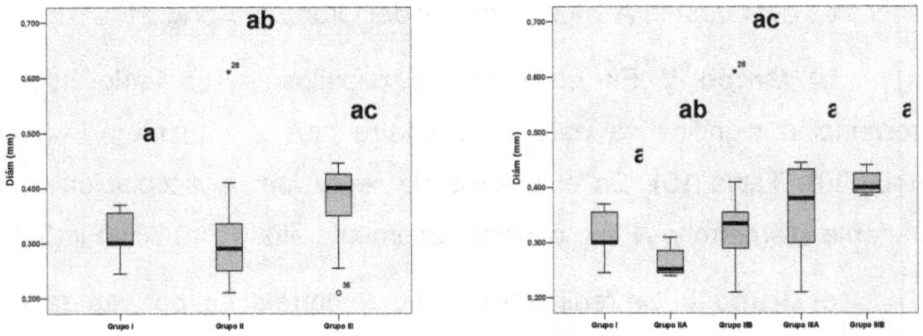

Figura 31. Diagramas de cajas (box-plot) mostrando los valores estadísticos descriptivos correspondientes a la variable **DIÁMETRO (Diám)** entre los grupos principales (A) y entre el grupo de caballos sanos (Grupo I) y el resto de subgrupos (B). Letras diferentes representan diferencias estadísticamente significativas entre los grupos ($p<0.05$).

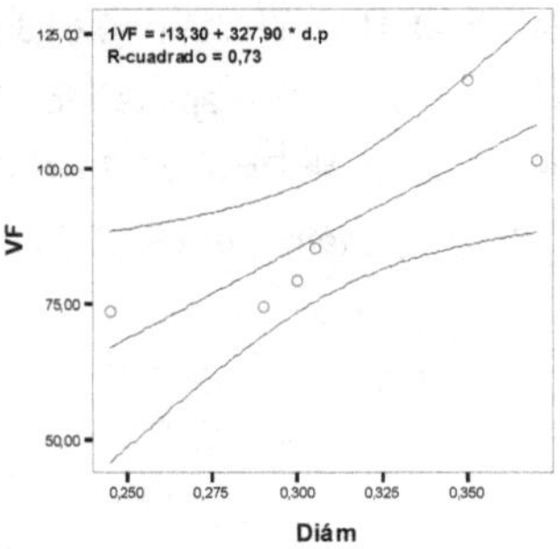

Figura 32. Ajuste de datos experimentales por un modelo de Regresión lineal para la variable Diámetro (Diám) con el Volumen Flujo (VF) en los caballos sanos (Grupo I).

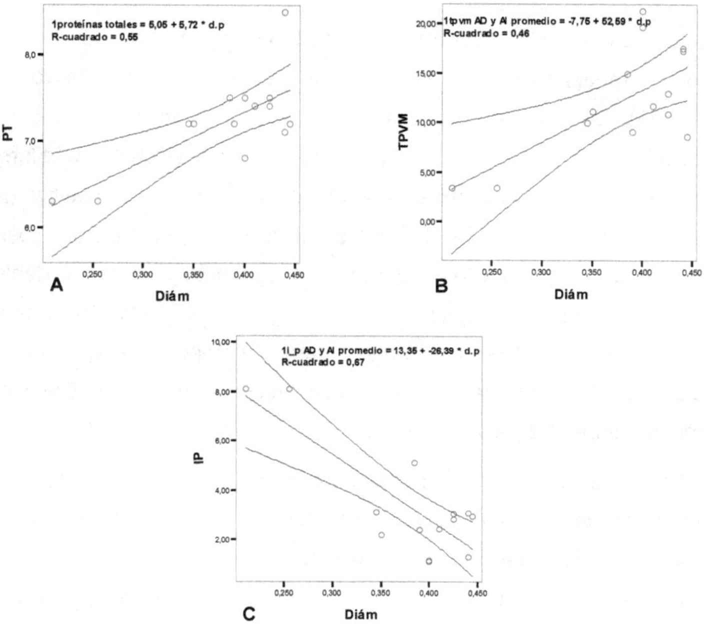

Figura 33. Ajuste de datos experimentales por un modelo de Regresión lineal para la variable Diámetro (Diám) con las Proteínas totales (PT) (A), la Velocidad media en intervalo de tiempo (TPVM) (B), e Índice de pulsatilidad (IP) (C) en los caballos sanos con laminitis (Grupo III).

3.2. Morfología del espectro Doppler

Una vez obtenidos los espectros Doppler en todos los individuos de los diferentes grupos de estudio se realizó el estudio cualitativo de los mismos. En todos los casos se obtuvieron flujos de buena calidad que permitían tanto su estudio cualitativo como la realización de las diferentes medidas. En todos los caballos se obtuvo un flujo sistólico positivo (hacia el transductor) seguido de varios diastólicos generalmente positivos menos en el caso de los caballos del Grupo IIIB. De forma variable los flujos eran laminares o no. Como regla general en todos los grupos, el número de picos diastólicos era inversamente proporcional a la frecuencia cardiaca, de forma que los animales con mayor frecuencia cardiaca tenían menor número de picos diastólicos.

Para el estudio morfológico de los espectros encontrados en los animales del estudio, se evaluaron las analogías y diferencias entre espectros y, en base a ello, finalmente se establecieron 4 patrones de espectro Doppler. Dichos patrones aparecieron distintamente en cada grupo de animales y su estudio resultó muy útil para la posterior interpretación de los resultados cuantitativos.

A continuación se exponen las características de dichos modelos así como la proporción de aparición de cada uno en función del grupo y subgrupo de estudio:

- **Patrón 1:** Flujo no laminar. Caracterizado por un pico sistólico positivo que en su descenso no alcanza la línea base, seguido de 2, 3 ó 4 ondas diastólicas también positivas. Este tipo de espectro se observó en el 100% (n=9) de los caballos del Grupo I y en un 90% (n=8) de los caballos del Grupo IIA (Fig. 34.1).

- **Patrón 2:** Flujo no laminar caracterizado por poseer un prominente pico sistólico que al descender alcanza la línea base, seguido de una a tres ondas diastólicas. Este tipo de espectro se observó en un 10% (n=1) de los caballos del grupo IIA, 100% de los caballos del grupo IIB y un 80% (n=6) de los caballos del grupo IIIA (Fig. 34.2).

- **Patrón 3:** Flujo laminar caracterizado por poseer un prominente pico sistólico, seguido de una onda diastólica positiva. Este tipo de espectro sólo se observó en 2 caballos del grupo IIIA (20%) (Fig. 34.3).

- **Patrón 4:** Flujo laminar caracterizado por poseer un prominente pico sistólico positivo seguido de una onda reversa o negativa, que representa la velocidad diastólica temprana y una onda diastólica tardía positiva. Este tipo de espectro se observó en un 100% (n=6) de los caballos del grupo IIIB (Fig. 34.4).

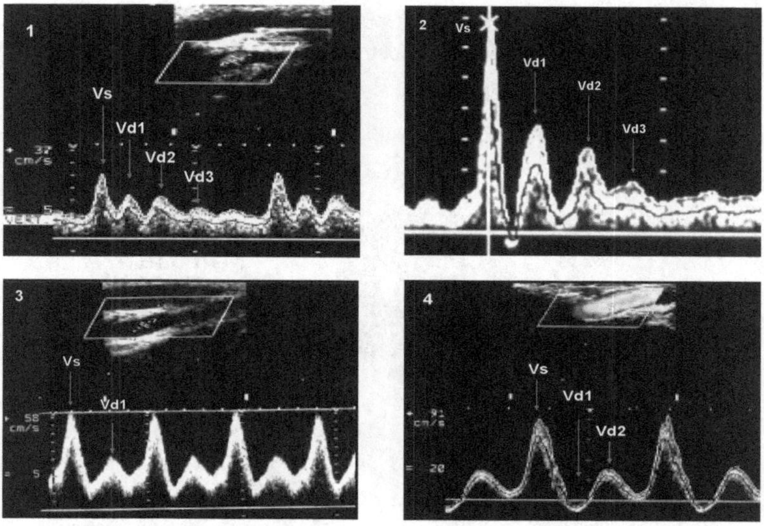

Figura 34. Patrones del espectro Doppler de la arteria digital palmar tipos 1, 2, 3 y 4

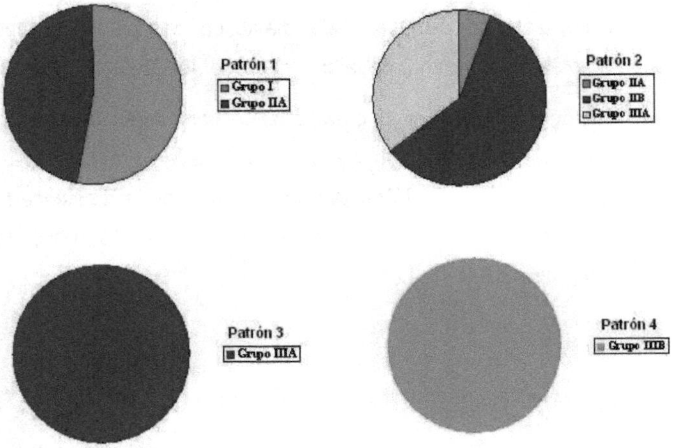

Figura 35. Gráficos de sectores mostrando la distribución de los grupos según los distintos patrones de flujo.

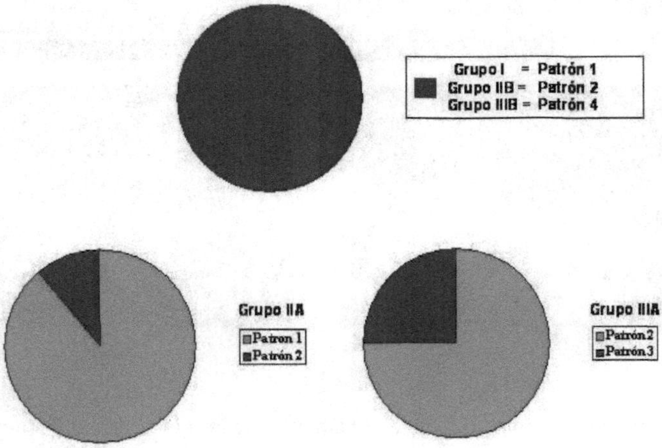

Figura 36. Gráficos de sectores mostrando la distribución de los patrones de flujo según los distintos grupos.

3.3. Variables cuantitativas Doppler

3.3.1. Volumen de flujo (VF)

a) Comparaciones entre grupos: Para la variable VF no existieron diferencias estadísticamente significativas entre los distintos grupos

En cambio, en las comparaciones entre los estados patológicos existieron diferencias significativamente mayores (p=0.012) en el grupo de caballos enfermos con pulso digital (Grupo IIB) (157.91 ± 65.16 ml/min) que en el grupo de caballos sin pulso digital (Grupo IIA) (62.97 ± 30.64 ml/min). En cambio, en el Grupo III, se vio que no existieron diferencias significativas (p=0.093) entre los animales del Grupo IIIA y los animales del Grupo IIIB (Fig.37).

b) Grupo I: En el grupo de caballos sanos, sólo hubo correlaciones estadísticamente significativas de la variable VF con Diám, Ps (r=0.880 p=0,021), Pd (r=0.836 p=0.038), Pm (r=0.855 p=0.030) y Vd4 (r=0.968 p=0.032).

c) Grupo II: Dado que existieron diferencias estadísticamente significativas entre los caballos del Grupo IIA y los caballos del Grupo IIB se realizó el estudio de correlación para cada subgrupo por separado. En el Grupo IIA, se halló únicamente una correlación con la variable ITV (r=0.981 p=0.019). En el caso del Grupo IIB, las correlaciones encontradas fueron con las variables Diám (r=0.783 p=0.035) e ITV (0.668 p=0.035).

d) Grupo III: En este grupo se realizó el estudio de correlaciones conjuntamente para el VF y se hallaron diferencias estadísticamente significativas con las variables: Diám (r=0.675 p=0.016), Vdf (r=0.753 p=0.005), Vm (r=0.882 p=0.00), TPVM (r=0.857 p=0.00), IP(r=-0.722 p=0.008) e IR (r=-0.589 p=0.044) (Tabla 17). Se realizaron ajustes de datos por regresión lineal entre las variables VF-Vdf (R^2=0.57) (Fig. 38A), VF-Vm (R^2= 0.78) (Fig. 38B), VF-TPVM (R^2=0.73) (Fig. 38C) y VF- IP (R^2=0.52)(Fig. 38D).

3.3.2. Velocidad sistólica (Vs)

a) Comparaciones entre grupos: No existieron diferencias significativas entre los grupos ni los subgrupos para los valores obtenidos de la variable Vs (Fig. 39).

b) Grupo I: En el análisis de correlación para la Vs en el grupo de caballos sanos se observaron correlaciones significativas con las variables: ITV (r=0.886 p=0.005), Vdf (r=0.833 p=0.005), Vd1 (r=0.917 p=0.001), Vd2 (r=0.929 p=0.001), Vd3 (r=0943 p=0.005), Vm (r=0.867 p=0.002) y TPVM (r=0.850 p=0.004) (Tabla 15). Se realizó el ajuste de datos por regresión lineal entre las variables Vs-ITV (R^2=0.48), Vs-Vdf (R^2=0.84), Vs-Vd1 (R^2=0.88), Vs-Vd2 (R^2=0.91), Vs-Vd3 (R^2=0.88), Vs-Vm (R^2= 0.90), Vs-TPVM (R^2=0.85). Destacando las relaciones más fuertes entre Vs-Vd2 y Vs-Vm (Fig.40).

c) Grupo II: En el estudio de correlación de la Vs en este grupo se hallaron correlaciones con las variables: Vdf (r=0.748 p=0.00), Vd1 (r=0.637 p=0.003), Vd2 (r=0.664 p=0.002), Vm (r=0.762 p=0.00) y TPVM (r=0.776 p=0.00) (Tabla 13). A pesar de la significancia de estas correlaciones, ninguna de ellas fue consistente en el ajuste de datos por regresión lineal (Fig. 41).

d) Grupo III: En el estudio de correlación para la variable Vs en este grupo, no fue significativo con ninguna variable.

3.3. 3. Velocidad diastólica final (Vdf)

a) Comparaciones entre grupos: No existieron diferencias significativas entre los grupos ni los subgrupos para los valores obtenidos de la variable Vdf (Fig. 42).

b) Grupo I: En el grupo de caballos sanos, las correlaciones significativas de la Vdf fueron con las variables: Vs (r=0.833 p=0.005), Vd1 (r=0.910 p=0.001), Vd2 (r=0.941 p=0.00), Vd3 (r=0.959 p=0.003), Vm (r=0.958 p=0.00), TPVM (r=0.925 p=0.00), S/D (r=-0.835 p=0.005), IP (r=-0.766 p=0.016) e IR (r=-0.875 p=0.002) (Tabla 15). De éstas se realizó el ajuste de datos por regresión lineal entre las variables Vdf-Vd1 (R^2=0.83), Vdf-Vd2 (R^2=0.89), Vdf-Vd3 (R^2=0.92), Vdf-Vm (R^2=0.92), Vdf-TPVM (R^2=0.86), Vdf-S/D (R^2= 0.70) y Vdf-IR (R^2=0.77). Destacando las relaciones más fuertes entre Vdf-Vd3 y Vdf-Vm (Fig. 43).

c) Grupo II: En el grupo de caballos enfermos, las correlaciones significativas de la Vdf fueron con las variables: Vs, Vd1 (r=0.865 p=0.00), Vd2 (r=0.849 p=0.00), Vm (r=0.982 p=0.00), TPVM (r=0.970 p=0.00), S/D (r=-0.710 p=0.00), IP (r=-0.759 p=0.00) e IR (r=-0.934 p=0.00) (Tabla 16). Por un ajuste de datos por regresión lineal, se observaron relaciones consistentes de la Vdf fundamentalmente con las variables: Vd1 (R^2=0.75), Vd2 (R^2=0.72), Vm (R^2=0.97), TPVM (R^2=0.94) e IR (R^2=0.87) (Fig. 44).

d) Grupo III: En el grupo de caballos con laminitis las correlaciones significativas de la Vdf fueron con: VF (r=0.753 p=0.005), Vd3 (r=0.999 p=0.026), Vm (r=0.866 p=0.00), TPVM (r=0.896 p=0.00), IP(r=-0.667 p=0.009) e IR (r=-0.947 p=0.00) (Tabla 17). En el ajuste de datos por regresión lineal, las relaciones más fuertes de la Vdf fueron con las variables: Vm (R^2=0.75), TPVM (R^2=0.80) e IR (R^2=0.90) (Fig.45).

3.3.4. Velocidades diastólicas: Vd1, Vd2, Vd3 y Vd4

a) Comparaciones entre grupos: El resultado obtenido de la comparación de medias entre los distintos estados patológicos para las variables Vd1, Vd2, Vd3 y Vd4 no fue significativo concluyendo que no existían diferencias entre los grupos ni los subgrupos (Fig. 46, 47, 48 y 49).

b) Grupo I: En el análisis de correlación para **Vd1** en el grupo de caballos sanos se observaron correlaciones significativas con las variables: Pm, Vs, Vdf, Vd2 (r=0.990 p= 0.00); Vd3 (r=0.939 p=0.006); Vm (r=0.985 p=0.00); TPVM (r=0.985 p=0.00); S/D (r=-0.757 p=0.018); IP (r=-0.762 p=0.017) e IR (r=-0.730 p=0.026). En el ajuste de datos por regresión lineal, las relaciones más fuertes de la Vd1 fueron con las variables: Vs (R^2=0.88), Vdf (R^2=0.83), Vd2 (R^2=0.98), Vd3 (R^2=0.88), Vm (R^2=0.97) y TPVM (R^2=0.97) (Fig. 50).

En el análisis de correlación en para la variable **Vd2** las correlaciones significativas fueron con las variables: Pm; Vs; Vdf; Vd1; Vm (r=+1 p=0.00); ITV (r=+0.900 p=0.037); TPVM (r=+1 p=0.00) e IP (r=-0.810 p=0.015). En el ajuste de datos por regresión lineal, las relaciones más fuertes de la Vd2 fueron con las variables: Vs (R^2= 0.91), Vdf (R^2=0.89), Vd1(R^2=0.98), Vm (R^2= 0.88) y TPVM (R^2=0.98) (Fig.51).

En el análisis de correlación para la variable **Vd3**, las correlaciones significativas fueron con las variables: Vs y Vdf. En el ajuste de datos por regresión lineal, tal y como se ha descrito anteriormente las relaciones de Vd3 con ambas variables fueron consistentes.

Y en el análisis de correlación para la variable **Vd4** las correlaciones fueron con: Pm y VF (r=+0.968 p=0.032).

c) Grupo II: Se realizó el estudio de correlación en todo el Grupo II para todas las variables. En el caso de la **Vd1** se hallaron correlaciones significas con las variables: Vs (r=0.643 p=0.03), Vdf (r=0.865 p=0.00), Vd2 (r=0.801 p=0.00), Vd3 (r=0.892 p=0.007), Vm (r=0.893 p=0.007), TAC (r=0.918 p=0.00), TPVM (r=0.882 p=0.00), S/D (r=-0.711 p=0.001), IP (r=-0.692 p=0.001) e IR(r=-0.795 p=0.00). En el ajuste de datos por regresión lineal, las relaciones fuertes de la variable Vd1 fueron con Vdf (R^2= 0.75), Vd2 (R^2= 0.64), Vd3 (R^2=0.80), Vm (R^2=0.84) y TPVM (R^2=0.78) (Fig. 52).

Para la variable **Vd2**, las correlaciones se establecieron con las variables: Vs (r=0.664 p=0.002), Vdf (r=0.858 p=0.00), Vd1 (r=0.819 p=0.00), Vd3 (r=0.991 p=0.00), Vm (r=0.868 p=0.00), TPVM (r=0.844 p=0.00), S/D (r=-0.695 p=0.001), IP (r=-0.743 p=0.00) e IR (r=-0.749 p=0.00). En el ajuste de datos por regresión lineal, las relaciones fuertes de la variable Vd2 fueron con Vdf (R^2= 0.72), Vd1 (R^2= 0.64), Vd3 (R^2=0.80), Vm (R^2=0.73) y TPVM (R^2=0.77) (Fig. 53).

Para la variable **Vd3**, las correlaciones fueron con las variables: Vdf (r=0.771 p=0.043), Vd1 (r=0.936 p=0.002), Vd2 (r=0.991 p=0.00), Vm (r=0.807 p=0.028) y TPVM (r=0.95 p=0.001). En el ajuste de datos por regresión lineal, las relaciones fuertes de la variable Vd3 fueron con Vd2 (R^2= 0.80) y TPVM (R^2=0.54) (Fig. 54).

Y para la variable **Vd4**, las correlaciones se establecieron con: Vd3 (r=0.959 p=0.041), Vm (r=0.967 p=0.033) e IP (r=-0.953 p=0.047).

d) Grupo III: Se realizaron las correlaciones para todo el Grupo III. Para la variable **Vd1** se hallaron correlaciones significativas con: Ps (r=-0.503 p=0.025), Pm (r=-0.540 p=0.046) e ITV (r=0.697 p=0.012).

Para las variables **Vd2 y Vd3** no existieron correlaciones significativas con ninguna variable.

3.3.5. Velocidad media (Vm)

a) Comparaciones entre grupos: No existieron diferencias significativas entre los grupos ni los subgrupos para los valores obtenidos de la variable Vm (Fig. 55A).

En las comparaciones por subgrupos, se observó que en el Grupo III, existieron diferencias significativamente mayores (p=0.028) en los caballos con laminitis con cambios radiológicos (Grupo IIIB) (21.93±5.51 cm/s) a diferencia de los caballos con laminitis sin cambios radiológicos (Grupo IIIA) en los que se obtuvieron valores mucho menores (14.21±5.89 cm/s) (Fig. 55B)

b) Grupo I: Las correlaciones significativas en el grupo de caballos sanos para la variable Vm fueron con las variables: Peso; Vs; Vdf; Vd1; Vd2; Vd3; TPVM (r=0,993 p=0,00); S/D (r=-0,823 p=0,006); IP (r=-0,801 p=0,009) e IR (r=-0,782 p=0,013) (Tabla 15). En el ajuste de datos por regresión lineal, las relaciones fuertes de la variable Vm fueron con Vs (R^2= 0.90), Vdf (R^2=0.92), Vd1 (R^2= 0.97), Vd2 (R^2= 0.88) y TPVM (R^2=0.99) (Fig.56).

c) Grupo II: En el grupo de caballos enfermos, las correlaciones de la variable Vm para todo el Grupo II: Vs, Vdf, Vd1, Vd2, Vd3, Vd4,

TPVM (r=0.984 p=0.00), S/D (r=-0.728 p=0.00), IP (r=-0.780 p=0.00) e IR (r=-0.912 p=0.00) (Tabla 16). En el ajuste de datos por regresión lineal, las relaciones fuertes de la variable Vm fueron con Vdf (R^2= 0.97), Vd1 (R^2=0.84), Vd2 (R^2= 0.73), TPVM (R^2=0.97) e IR (R^2=0.83) (Fig.57).

d) Grupo III: En el grupo de animales con laminitis, se realizó el análisis de correlación para la Vm por subgrupos. En el caso del Grupo IIIA las correlaciones fueron con: Diám (r=0.848 p=0.008), VF (r=0.965 p=0.00), Vdf (r=0.847 p=0.08), Vd2 (r=0.828 p=0.042), TAC (r=0.883 p=0.004), TPVM (r=0.995 p=0.00), IP (r=-0.934 p=0.001) e IR (r=-0.803 p=0.017). En el subgrupo IIIB, la única correlación fue con la variable TPVM (r=0.987 p=0.00). En el ajuste de datos por regresión lineal las relaciones fuertes de la variable Vm en el subgrupo IIIA fueron con: Diám (R^2= 0.72), VF (R^2=0.93), TAC (R^2= 0.78), TPVM (R^2= 0.99) e IP (R^2=0.87) (Fig.58). En el caso del subgrupo IIIB, la única correlación consistente de la Vm fue con TPVM (R^2=0.97) (Fig.59).

3.3.6. Integral de la velocidad en el tiempo (ITV)

a) Comparaciones entre grupos: En las comparaciones entre los grupos existieron diferencias estadísticamente significativas (p=0,04) para la variable ITV entre los caballos enfermos (Grupo II) y los caballos con laminitis (Grupo III) (Fig. 60A).

En la comparación entre los subgrupos, únicamente existieron diferencias significativas (p=0.011) para la variable ITV entre los caballos enfermos sin pulso digital (Grupo IIA) y los caballos enfermos con pulso digital (Grupo IIB) (Fig. 60B).

b) Grupo I: En el caso de la variable **ITV**, la única correlación significativa en este grupo fue con la variable Vs (Tabla 15).

c) Grupo II: Para la **ITV**, dado que existieron diferencias significativas entre los subgrupos, se establecieron correlaciones por separado. En el caso del subgrupo IIA, la única correlación de la ITV fue con la variable VF (r=0.981 p=0.019). Para el subgrupo IIB, las correlaciones fueron con las variables VF (r=0.688 p=0.035), Vdf (r=0.650 p=0.030), Vd1 (r=0.800 p=0.03), Vm (r=0.688 p=0.019) y TPVM (r=0.686 p=0.020).

d) Grupo III: El análisis de correlación para la variable **ITV** se realizó para todo el Grupo III. En este caso, las correlaciones fueron con: FC (r=-0.594 p=0.042) y Vd1 (r=0.741 p=0.012).

3.3.7. Tiempo de aceleración (TAC)

a) Comparaciones entre grupos: El resultado obtenido de la comparación de medias entre los distintos grupos para las variable TAC fue estadísticamente significativo (p=0.01). Las diferencias se establecieron entre el Grupo de caballos enfermos (Grupo II) con el resto de los grupos. (Fig. 61A).

En las comparaciones por subgrupos, únicamente se establecieron diferencias estadísticamente significativas (p=0.002) entre los caballos del Grupo IIA y IIB, siendo significativamente mayor para los caballos enfermos sin pulso (Grupo IIA) (0.617±0.270 seg) que para los caballos enfermos con pulso (Grupo IIB) (0.230±0.176 seg) (Fig. 61B)

b) Grupo I: En el grupo de caballos sanos, no existieron correlaciones significativas con ninguna variable (Tabla 15).

c) Grupo II: En el grupo de caballos enfermos, las correlaciones se establecieron por separado para cada subgrupo. En el caso del Grupo IIA, la única correlación existente fue con la variable Diám (r=-0.678 p=0.045). En el Grupo IIB, las correlaciones fueron con las variables: Vs (r=0.669 p=0.035), Vdf (r=0.707 p=0.022), Vd1 (r=0.756 p=0.011), Vd2 (r=0.890 p=0.01), Vm (r=0.707 p=0.022), TPVM (r=0.695 p=0.026) e IP (r=-0.720 p=0.042).

d) Grupo III: En el grupo de caballos con laminitis, no se hallaron correlaciones significativas de la variable TAC con ninguna de las variables (Tabla 17).

3.3.8. Velocidad media en intervalo de tiempo (TPVM)

a) Comparaciones entre grupos: El resultado obtenido de la comparación de medias entre los distintos grupos para las variable TPVM no fue estadísticamente significativo entre los grupos (p=0.381) (Fig. 62A)

Referente a las comparaciones por subgrupos únicamente existieron diferencias significativas en el Grupo III para la variable TPVM (p=0.025). Siendo significativamente mayores los resultados de los caballos con laminitis con cambios radiológicos (Grupo IIIB) (15.843±4.52 cm/s) que los de los caballos con laminitis sin cambios radiológicos (Grupo IIIA) (9,537±4.60 cm/s) (Fig. 62B)

b) Grupo I: En el grupo de caballos sanos, las correlaciones significativas fueron con las variables: Vs; Vdf; Vd1, Vd2; Vd3; Vm; S/D (r=-0,826 p=0,006); IP (r=-0,826 p=0,006) e IR (r=-0,762 p=0,017) (Tabla 15). En el ajuste de datos por regresión lineal, las relaciones fuertes de la variable TPVM fueron con Vs (R^2= 0.85), Vdf (R^2=0.86), Vd1 (R^2= 0.97), Vd2 (R^2= 0.98), Vm (R^2=0.99) y S/D (R^2=0.68) (Fig. 63).

c) Grupo II: En el grupo de caballos enfermos, las correlaciones se establecieron para todo el Grupo II. Las correlaciones significativas fueron con las variables Vs, Vdf, Vd1, Vd2, Vm, S/D (r=-0.718 p=0.001), IP (r=-0.776 p=0.00) e IR (r=-0.882 p=0.00) (Tabla 16). En el ajuste de datos por regresión lineal, las relaciones fuertes de la variable TPVM fueron con Vdf (R^2= 0.94), Vd1 (R^2=0.78), Vd2 (R^2= 0.77), Vm (R^2= 0.97), S/D (R^2=0.62), IP (R^2=0.60) e IR (R^2=0.78) (Fig. 64).

d) Grupo III: En el grupo de caballos com laminitis, las correlaciones se hicieron por separado para el Grupo IIIA: Diám (r=0.828 p=0.015), VF(r=0.938 p=0.002), Vdf (r=0.875 p=0.004), Vm (r=0.995 p=0.00), TAC (r=-0.886 p=0.007), IP (r=-0.918 p=0.001) e IR (r=-0.850 p=0.008). Y para el Grupo IIIB: Vdf (r=0.844 p=0.035) y Vm (r=0.987 p=0.00). En el ajuste de datos por regresión lineal, las relaciones fuertes de la variable TPVM en el subgrupo IIIA fueron con VF (R^2= 0.88), Vdf (R^2=0.77), Vm (R^2= 0.99), TAC (R^2= 0.73) e IR (R^2=0.72) (Fig. 65). En el caso del subgrupo IIIB la única correlación consistente en el ajuste de datos por regresión lineal fue con la variable Vm (R^2=0.97) (Fig. 66).

3.3.9. Ratio sístole / diástole (S/D)

a) Comparaciones entre grupos: No existieron diferencias estadísticamente significativas en las comparaciones entre los grupos para la variable S/D (Fig. 67A).

Respecto a las comparaciones por subgrupos, únicamente existieron diferencias estadísticamente significativas (p=0.0482) entre los subgrupos IIIA y IIIB, siendo significativamente mayores los resultados de los caballos afectados por laminitis con cambios radiológicos (Grupo IIIB) (12.94±20.07) que los caballos con laminitis sin cambios radiológicos (Grupo IIIA) (7,74±3.92) (Fig. 67B)

b) Grupo I: En el grupo de caballos sanos existieron correlaciones significativas con las variables: Vdf; Vm; TPVM; e IR (r=0.833 p=0.005) (Tabla 15). En el ajuste de datos por regresión lineal, las relaciones consistentes de la variable S/D fueron con: Vdf (R^2= 0.70), TPVM (R^2=0.68) e IR (R^2= 0.75) (Fig. 68).

c) Grupo II: En el grupo de caballos enfermos existieron correlaciones estadísticamente significativas con las variables: Vdf, Vd1, Vd2, Vm, TPVM, IP (r=0.839 p=0.00) e IR (r=0.792 p=0.00) (Tabla 16). En el ajuste de datos por regresión lineal, las relaciones fuertes de la variable S/D fueron con TPVM (R^2= 0.62), IP (R^2=0.70) e IR (R^2= 0.63) (Fig.69).

d) Grupo III: Las correlaciones, se realizaron también para todo el grupo, siendo significativas con las variables: Vdf (r=-0.648 p=0.012), Vd1 (r=-0.724 p=0.003), TPVM (r=-0.546 p=0.043), IP (r=0.921 p=0.00) e IR (r=0.727 p=0.003) (Tabla 17). En el ajuste de datos por regresión lineal, ninguna de las relaciones de la S/D con el resto de variables fue consistente (Fig. 70).

3.3.10. Índice de pulsatilidad (IP)

a) Comparaciones entre grupos: No se obtuvieron diferencias estadísticamente significativas en las comparaciones entre los grupos ni entre los subgrupos (Fig.71).

b) Grupo I: En el grupo de caballos sanos, las correlaciones significativas obtenidas fueron con: FC; Vdf; Vd1; Vd2; Vm; TPVM; S/D e IR (r=0.695 p=0.038) (Tabla 15).

c) Grupo II: En el grupo de caballos enfermos, las correlaciones significativas fueron con las variables: Vdf, Vd1, Vd2, Vm, TPVM, S/D e IR (r=0.960 p=0.00) (Tabla 16). De todas ellas, las relaciones más fuertes de la variable IP fueron con: TPVM (R^2= 0.60) y S/D (R^2= 0.70) (Fig.72).

d) Grupo III: En el grupo de caballos con laminitis, las correlaciones significativas fueron con las variables: Vdf, Vd1, Vdm (r=-0.604 p=0.022), TPVM (r=-0.656 p=0.011), S/D e IR (r=0.811 p=0.00) (Tabla 17). En el ajuste de datos por regresión lineal ninguna de estas asociaciones fue consistente.

3.3.11. Índice de resistividad (IR)

a) Comparaciones entre grupos: No se obtuvieron diferencias estadísticamente significativas en las comparaciones entre los grupos ni entre los subgrupos. (Fig. 73)

b) Grupo I: En el grupo de caballos sanos, las correlaciones significativas fueron con las variables: Vdf, Vm, TPVM, S/D e IP (Tabla 15). Se obtuvo una relación consistente con las variables Vdf (R^2=0.77) y S/D (R^2=0.75).

c) Grupo II: En el grupo de caballos enfermos las correlaciones fueron con: Vdf, Vd1, Vd2, Vm, TPVM, S/D e IP (Tabla 16). En el ajuste de datos por regresión lineal, las relaciones más consistentes de la variable IR fueron con: Vdf (R^2= 0.87), Vm (R^2= 0.83), TPVM (R^2=0.78) y S/D (R^2=0.63).

d) Grupo III: En el grupo de caballos com laminitis, las correlaciones significativas fueron con: Vdf, Vd1, Vm (r=-0.767 p=0.001), TPVM (r=-0.828 p=0.00), S/D e IP (Tabla 17). En el ajuste de datos por regresión lineal, únicamente las relaciones de IR con las variables Vdf (R^2=0.90) y TPVM (R^2=0.72) fueron consistentes (Fig. 74).

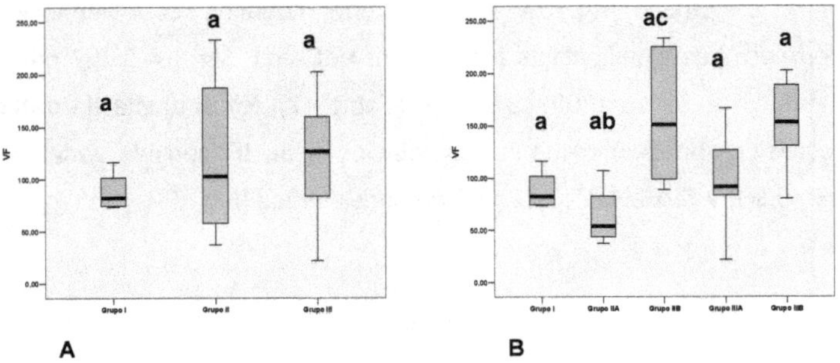

Figura 37. Diagramas de cajas (box-plot) mostrando los valores estadísticos descriptivos correspondientes a la variable **VOLUMEN DE FLUJO (VF)** entre los grupos principales (A) y entre el grupo de caballos sanos (Grupo I) y el resto de subgrupos (B). Letras diferentes representan diferencias estadísticamente significativas entre los grupos (p<0.05).

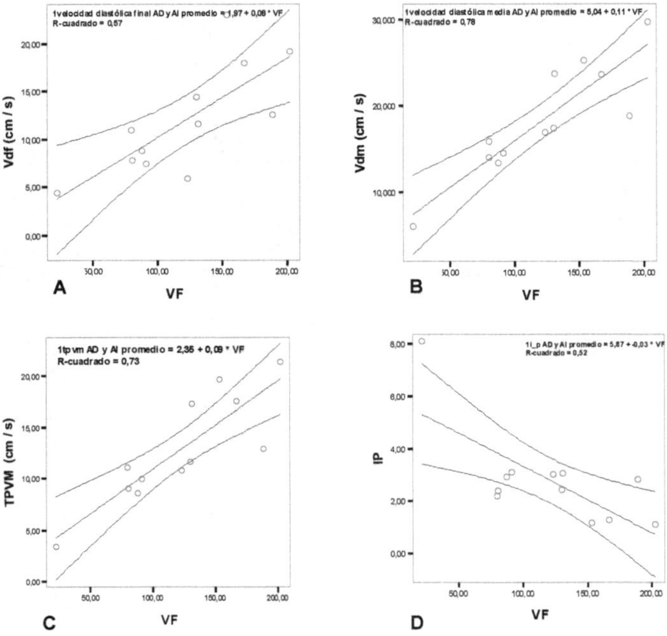

Figura 38. Ajuste de datos experimentales por un modelo de Regresión lineal para la variable Volumen de Flujo (VF) con la Velocidad diastólica final (Vdf) (A), la Velocidad diastólica (Vm) (B), la Velocidad media en intervalo de tiempo (TPVM) (C), e Índice de pulsatilidad (IP) (D) en los caballos sanos con laminitis (Grupo III).

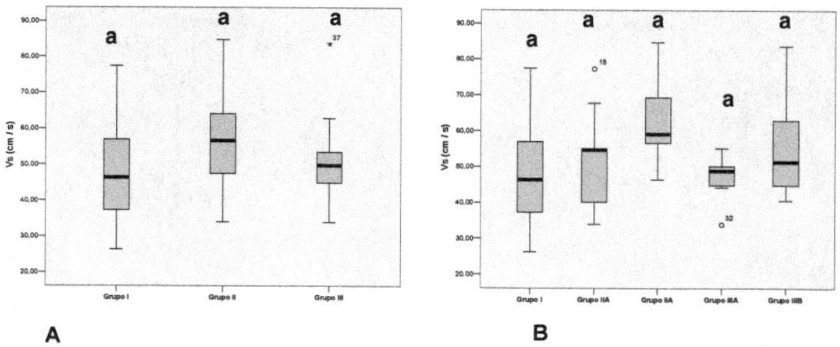

Figura 39. Diagramas de cajas (box-plot) mostrando los valores estadísticos descriptivos correspondientes a la variable **VELOCIDAD SISTÓLICA (Vs)** entre los grupos principales (A) y entre el grupo de caballos sanos (Grupo I) y el resto de subgrupos (B). Letras diferentes representan diferencias estadísticamente significativas entre los grupos (p<0.05).

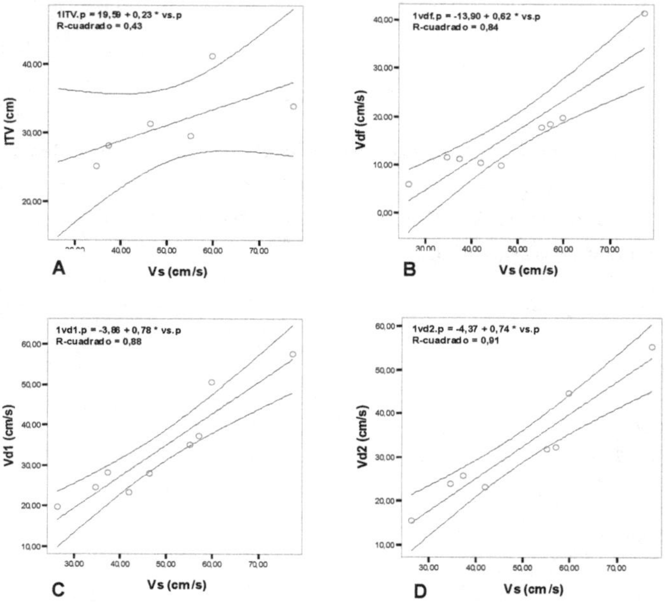

Figura 40. Ajuste de datos experimentales por un modelo de Regresión lineal para la variable Velocidad sistólica (Vs) con la Integral de la velocidad en el tiempo (ITV) (A), Velocidad diastólica final (Vdf) (B), Velocidad diastólica1 (Vd1) (C), Velocidad diastólica2 (Vd2) (D) en los caballos sanos (Grupo I)

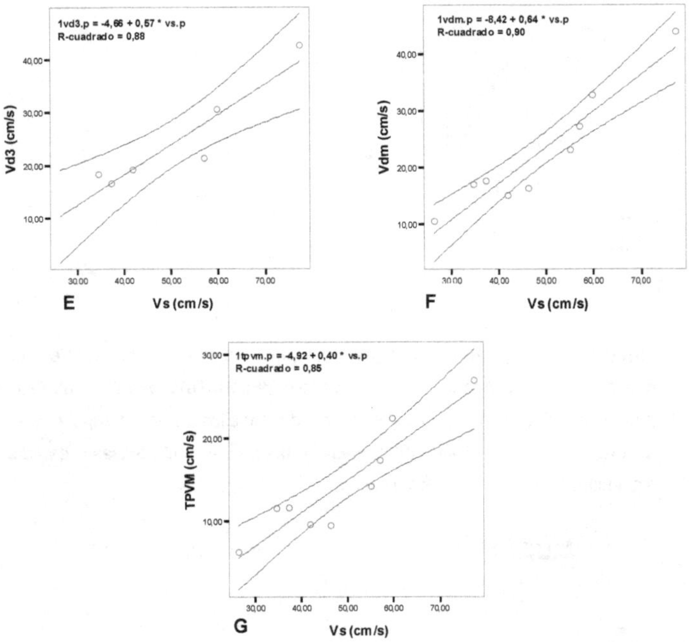

Figura 40bis. Ajuste de datos experimentales por un modelo de Regresión lineal para la variable Velocidad sistólica (Vs) con la Velocidad diastólica3 (Vd3) (E), Velocidad media (Vm) (F) y Velocidad media en intervalo de tiempo (TPVM) (G) en los caballos sanos (Grupo I).

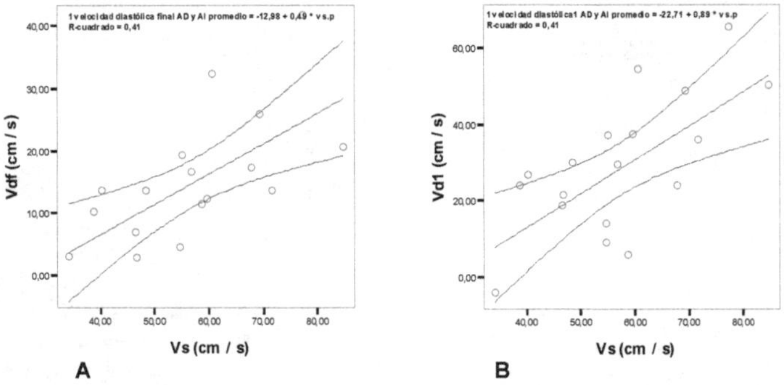

Figura 41. Ajuste de datos experimentales por un modelo de Regresión lineal para la variable Velocidad sistólica (Vs) con la Velocidad diastólica final (Vdf) (A), Velocidad diastólica diastólica1 (Vd1) (B) en los caballos enfermos (grupo II)

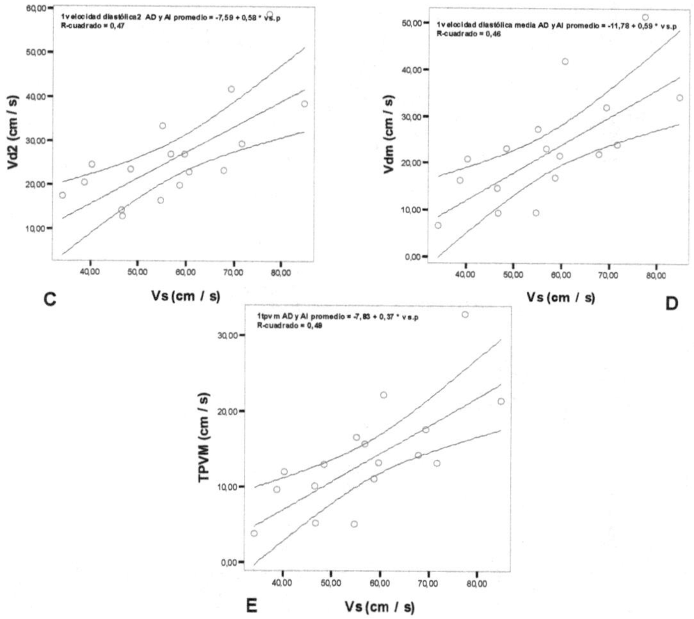

Figura 41bis. Ajuste de datos experimentales por un modelo de Regresión lineal para la variable Velocidad sistólica (Vs) con las variables Velocidad diastólica2 (Vd2) (C), Velocidad media (Vm) (D), Velocidad media en intervalo de tiempo (TPVM) (E) en los caballos enfermos (Grupo I I).

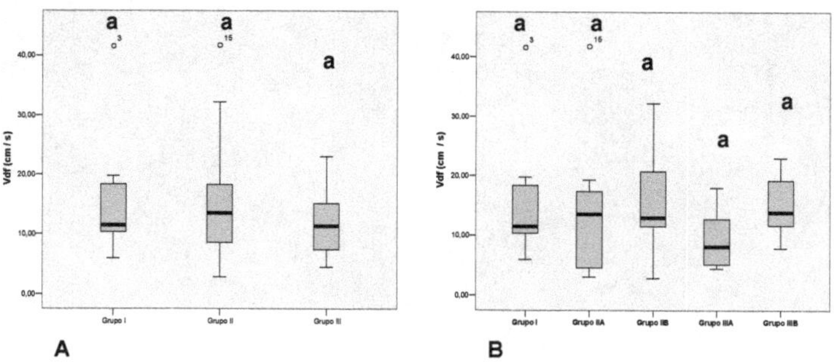

Figura 42. Diagramas de cajas (box-plot) mostrando los valores estadísticos descriptivos correspondientes a la variable **VELOCIDAD DIASTÓLICA FINAL (Vdf)** entre los grupos principales (A) y entre el grupo de caballos sanos (Grupo I) y el resto de subgrupos (B). Letras diferentes representan diferencias estadísticamente significativas entre los grupos (p<0.05).

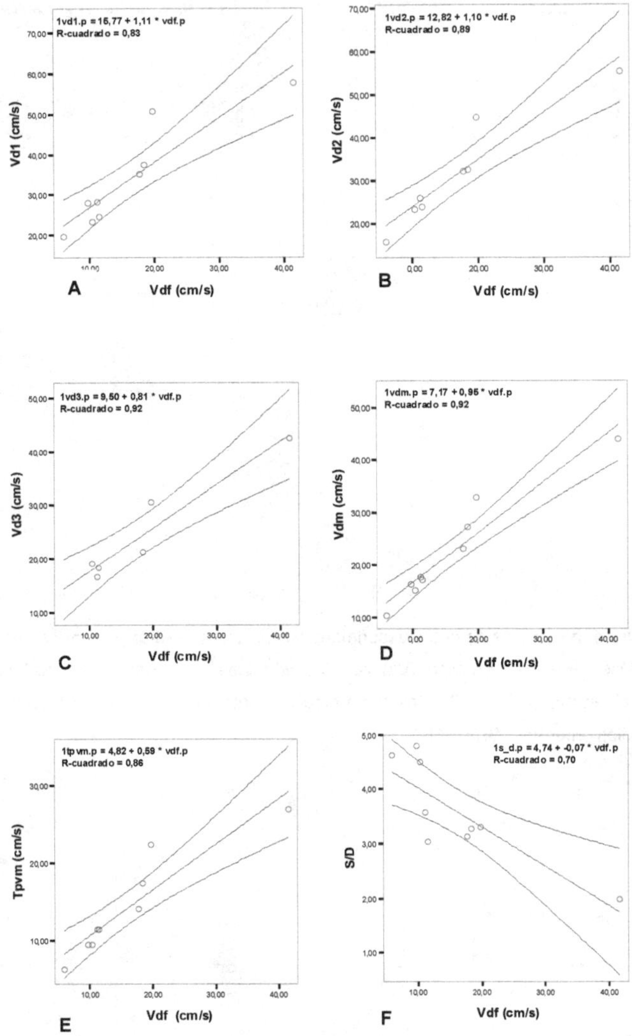

Figura 43. Ajuste de datos experimentales por un modelo de Regresión lineal para la variable Velocidad diastólica final (Vdf) con la Velocidad diastólica1 (Vd1) (A), Velocidad diastólica diastólica2 (Vd2) (B), Velocidad diastólica3 (Vd3) (C), Velocidad media (Vm) (D), Velocidad media en intervalo de tiempo (TPVM) (E), Ratio Sístole/ Diástole (S/D) (F) en los caballos sanos (Grupo I).

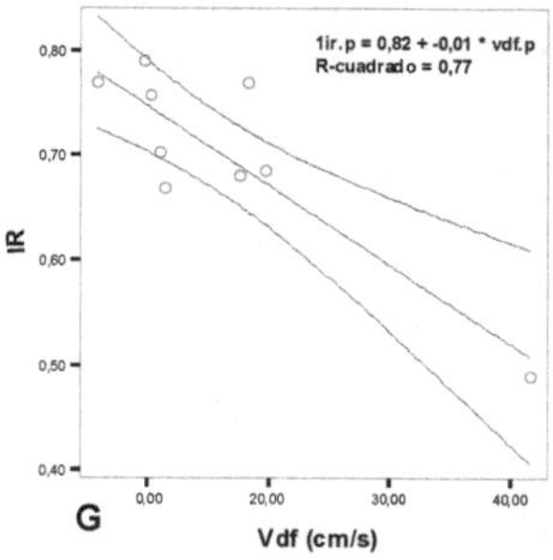

G

Figura 43bis. Ajuste de datos experimentales por un modelo de Regresión lineal para la variable Velocidad diastólica final (Vdf) el Índice de resistividad (IR) (G) en los caballos sanos (Grupo I).

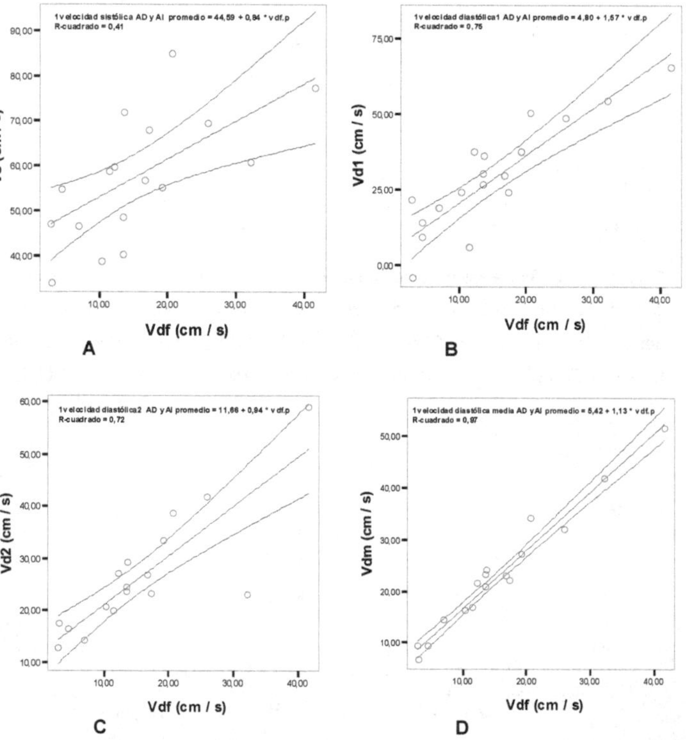

Figura 44. Ajuste de datos experimentales por un modelo de Regresión lineal para la variable Velocidad diastólica final (Vdf) con la Velocidad sistólica (Vs) (A), Velocidad diastólica1 (Vd1) (B), Velocidad diastólica2 (Vd2) (C), Velocidad media (Vm) (D) en el grupo de caballos enfermos (Grupo I I).

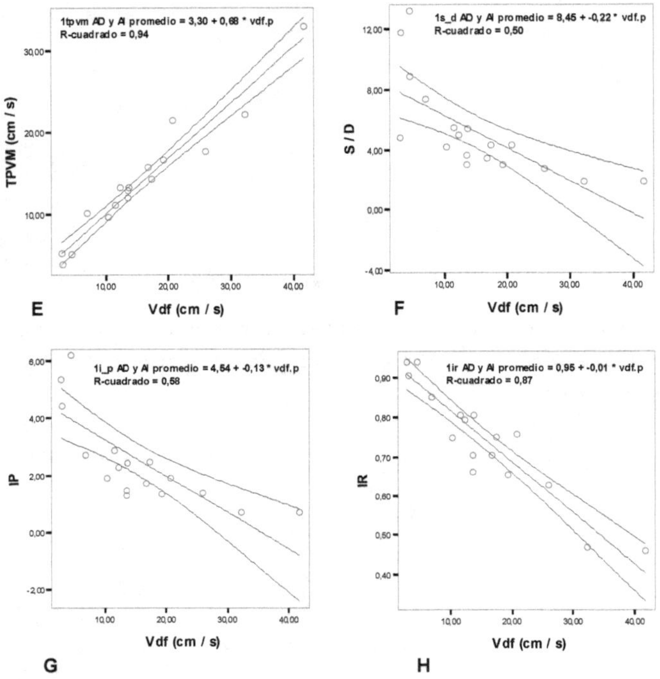

Figura 44bis. Ajuste de datos experimentales por un modelo de Regresión lineal para la variable Velocidad diastólica final (Vdf) con la Velocidad media en intervalo de tiempo (TPVM) (E), Ratio Sístole / Diástole (S/D) (F), Índice de Pulsatilidad (IP) (G), e Índice de Resistividad (IR) (H) en el grupo de caballos enfermos (Grupo I I).

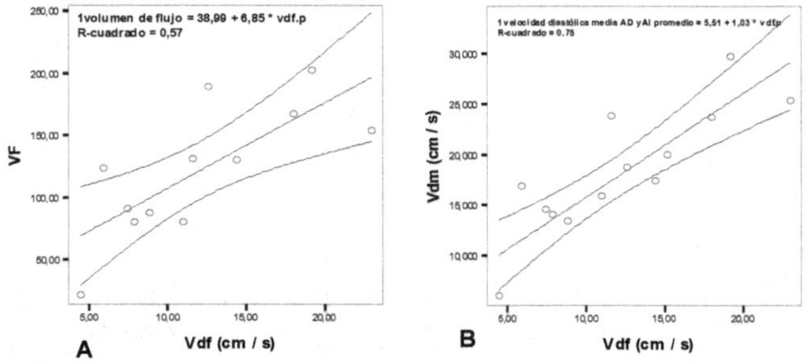

Figura 45. Ajuste de datos experimentales por un modelo de Regresión lineal para la variable Velocidad diastólica final (Vdf) con el Volumen de Flujo (VF) (A), Velocidad media (Vm) (B) en el grupo de caballos con laminitis (Grupo I I I).

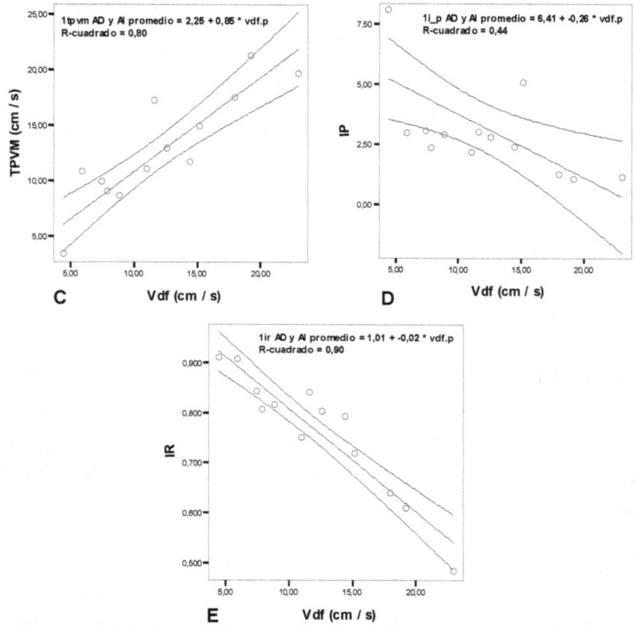

Figura 45bis. Ajuste de datos experimentales por un modelo de Regresión lineal para la variable Velocidad diastólica final (Vdf) con la Velocidad media en intervalo de tiempo (TPVM) (C), Índice de Pulsatilidad (IP) (D) e Índice de Resistividad (IR) (E) en el grupo de caballos con laminitis (Grupo I I I).

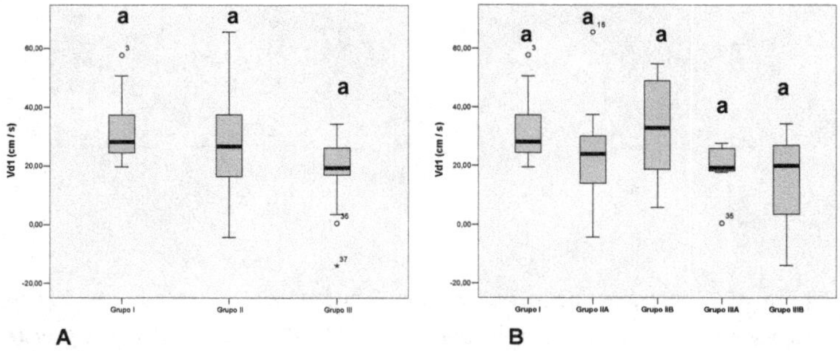

Figura 46. Diagramas de cajas (box-plot) mostrando los valores estadísticos descriptivos correspondientes a la variable **VELOCIDAD DIASTÓLICA1 (Vd1)** entre los grupos principales (A) y entre el grupo de caballos sanos (Grupo I) y el resto de subgrupos (B). Letras diferentes representan diferencias estadísticamente significativas entre los grupos ($p<0.05$).

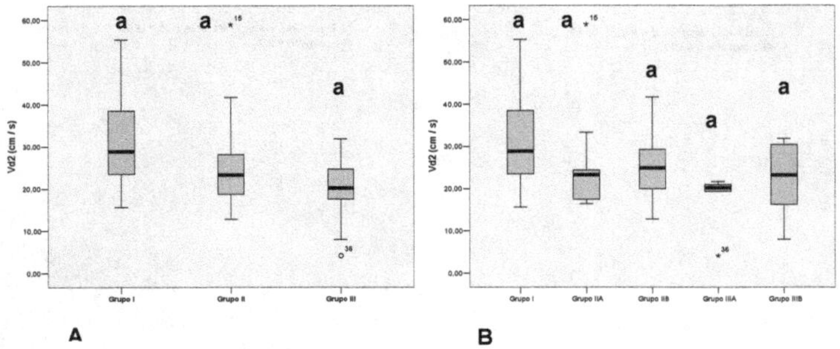

Figura 47. Diagramas de cajas (box-plot) mostrando los valores estadísticos descriptivos correspondientes a la variable **VELOCIDAD DIASTÓLICA2 (Vd2)** entre los grupos principales (A) y entre el grupo de caballos sanos (Grupo I) y el resto de subgrupos (B). Letras diferentes representan diferencias estadísticamente significativas entre los grupos (p<0.05).

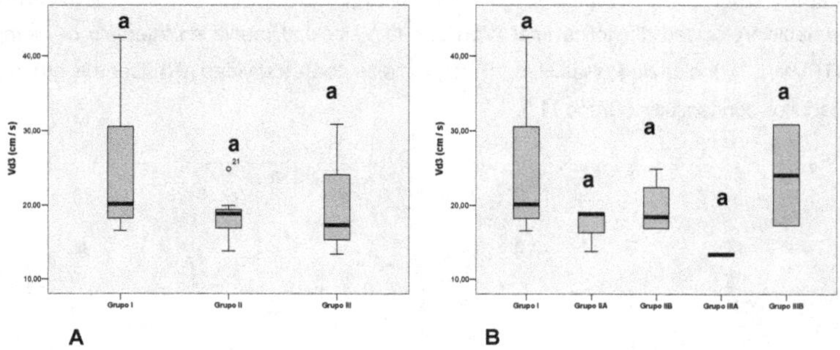

Figura 48. Diagramas de cajas (box-plot) mostrando los valores estadísticos descriptivos correspondientes a la variable **VELOCIDAD DIASTÓLICA3 (Vd3)** entre los grupos principales (A) y entre el grupo de caballos sanos (Grupo I) y el resto de subgrupos (B). Letras diferentes representan diferencias estadísticamente significativas entre los grupos (p<0.05).

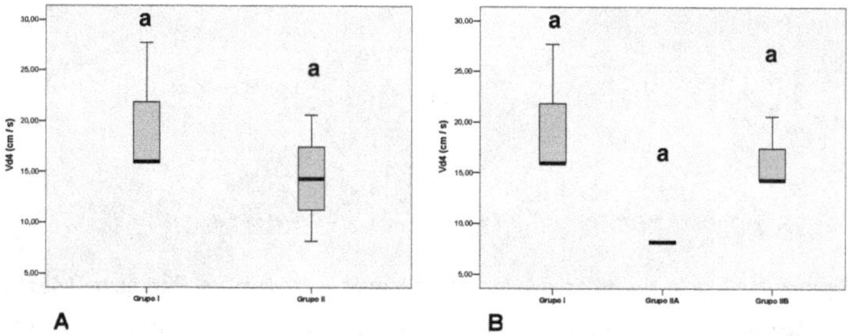

Figura 49. Diagramas de cajas (box-plot) mostrando los valores estadísticos descriptivos correspondientes a la variable **VELOCIDAD DIASTÓLICA4 (Vd4)** entre los grupos principales (A) y entre el grupo de caballos sanos (Grupo I) y el resto de subgrupos (B). Letras diferentes representan diferencias estadísticamente significativas entre los grupos ($p<0.05$).

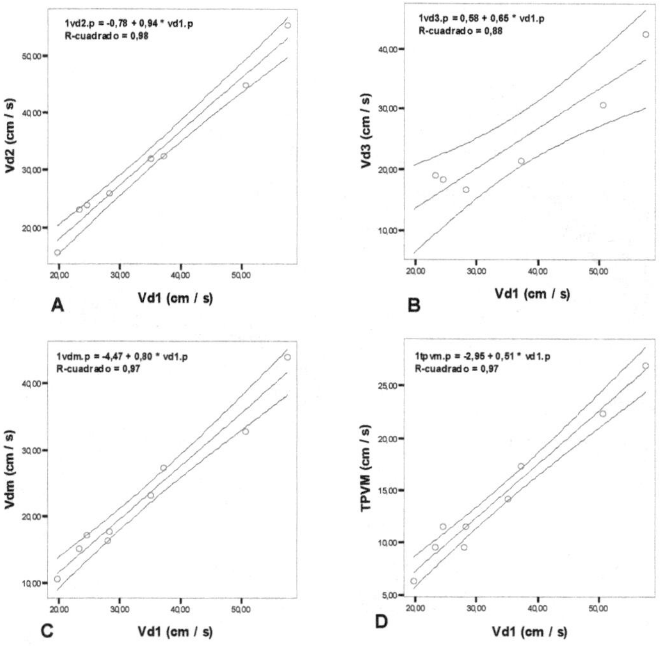

Figura 50. Ajuste de datos experimentales por un modelo de Regresión lineal para la variable Velocidad diastólica1 (Vd1) con la Velocidad diastólica2 (Vd2) (A), Velocidad diastólica3 (Vd3) (B), Velocidad media (Vm) (C) y la Velocidad media en intervalo de tiempo (TPVM) (D) en el Grupo de caballos sanos (Grupo I).

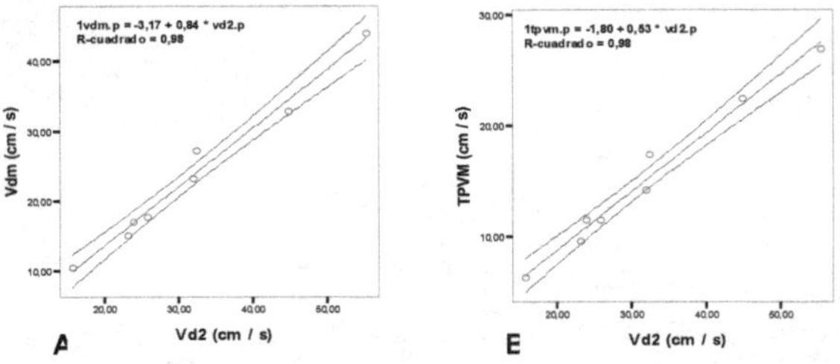

Figura 51. Ajuste de datos experimentales por un modelo de Regresión lineal para la variable Velocidad diastólica2 (Vd2) con la Velocidad media (Vm) (A) y la Velocidad media en intervalo de tiempo (TPVM) (B) en el Grupo de caballos sanos (Grupo I).

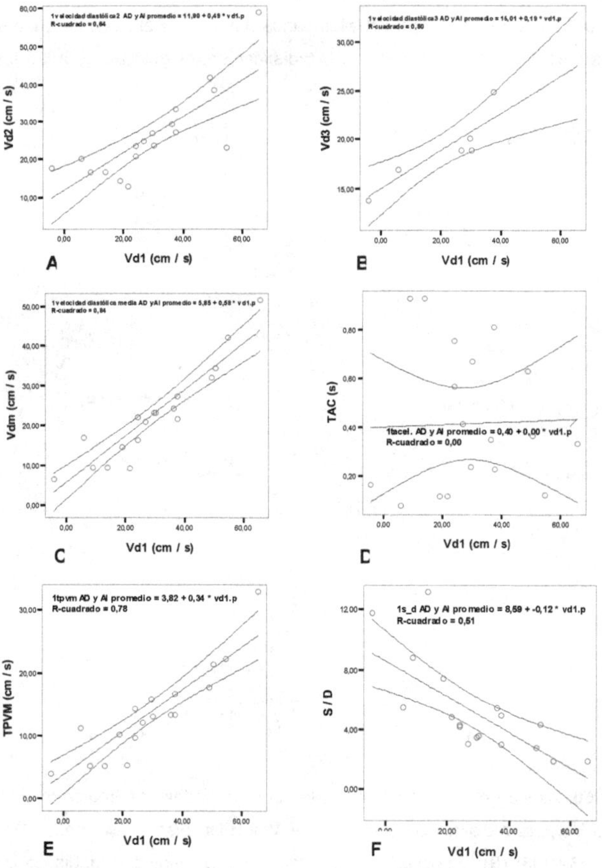

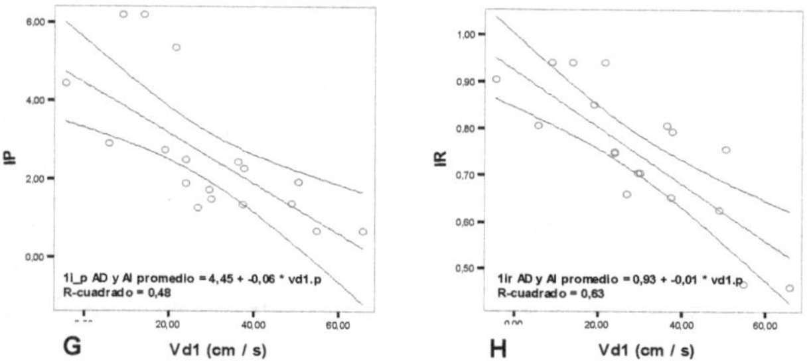

Figura 52. Ajuste de datos experimentales por un modelo de Regresión lineal para la variable Velocidad diastólica1 (Vd1) con la Velocidad diastólica2 (Vd2) (A), Velocidad diastólica3 (Vd3) (B), Velocidad media (Vm) (C), Tiempo de aceleración (TAC) (D), Velocidad media en intervalo de tiempo (TPVM) (E), Ratio Sístole-Diástole (S/D) (F), Índice de Pulsatilidad (IP) (G) e Índice de Resistividad (IR) (H) en el Grupo de caballos enfermos (Grupo II).

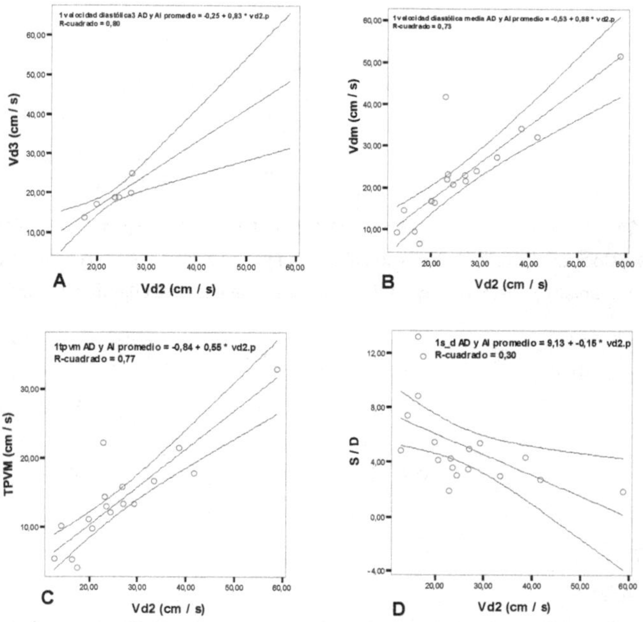

Figura 53. Ajuste de datos experimentales por un modelo de Regresión lineal para la variable Velocidad diastólica2 (Vd2) con la Velocidad diastólica3 (Vd3) (A), Velocidad media (Vm) (B), Velocidad media en intervalo de tiempo (TPVM) (C), Ratio Sístole-Diástole (S/D) (D) en el Grupo de caballos enfermos (Grupo II).

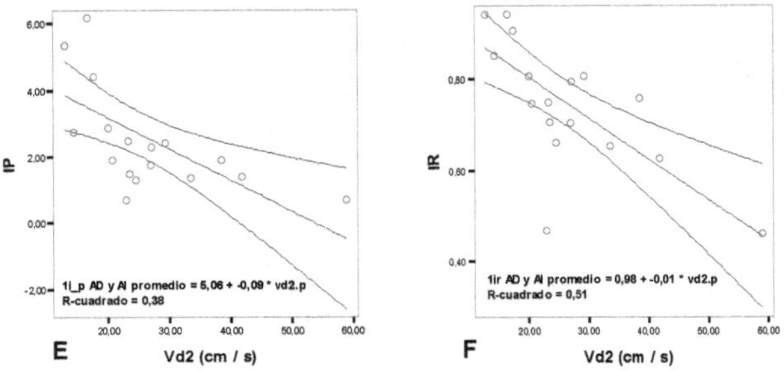

Figura 53bis. Ajuste de datos experimentales por un modelo de Regresión lineal para la variable Velocidad diastólica2 (Vd2) con el Índice de Pulsatilidad (IP) (E) e Índice de Resistividad (IR) (F) en el Grupo de caballos enfermos (Grupo II).

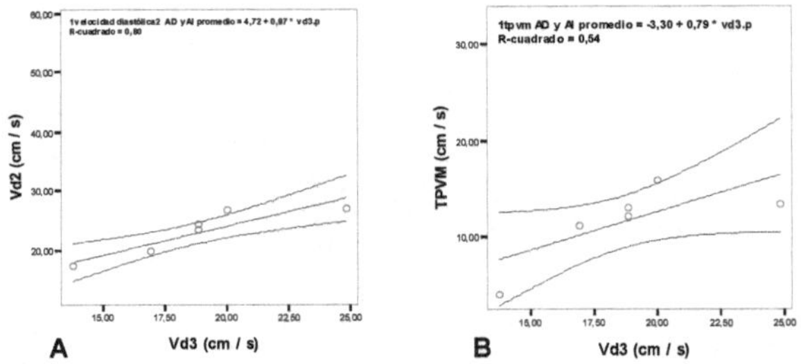

Figura 54. Ajuste de datos experimentales por un modelo de Regresión lineal para la variable Velocidad diastólica3 (Vd3) con la Velocidad diastólica2 (Vd2) (A) y la Velocidad media en intervalo de tiempo (TPVM) (B) en el Grupo de caballos enfermos (Grupo II).

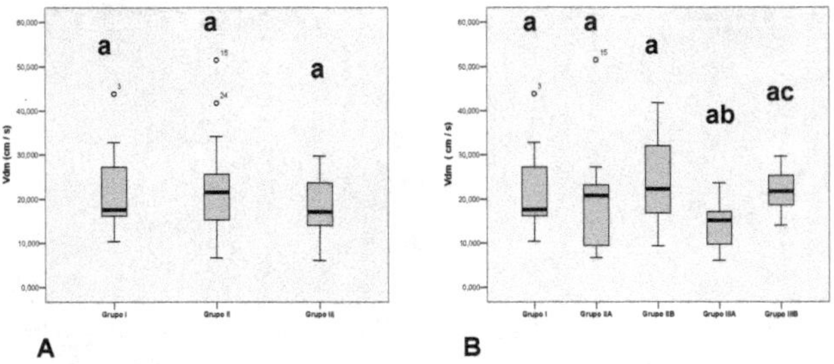

Figura 55. Diagramas de cajas (box-plot) mostrando los valores estadísticos descriptivos correspondientes a la variable **VELOCIDAD MEDIA (Vm)** entre los grupos principales (A) y entre el grupo de caballos sanos (Grupo I) y el resto de subgrupos (B). Letras diferentes representan diferencias estadísticamente significativas entre los grupos (p<0.05).

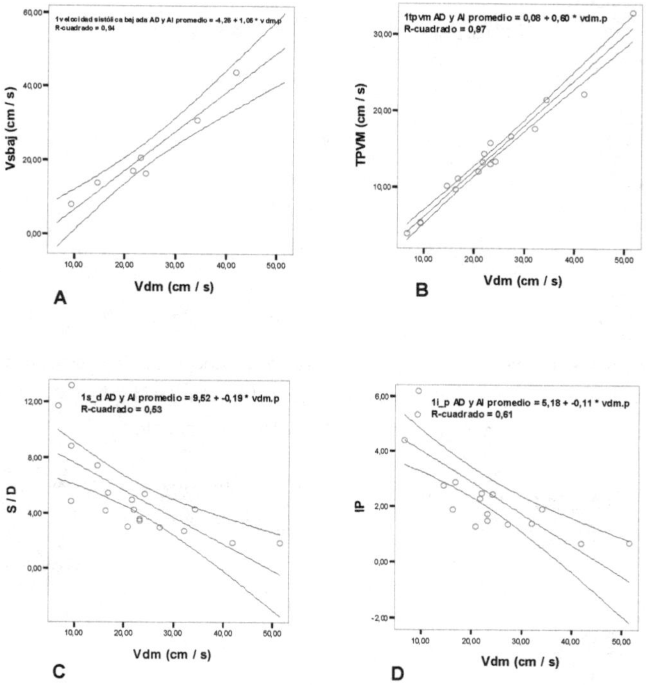

Figura 56. Ajuste de datos experimentales por un modelo de Regresión lineal para la variable Velocidad media (Vm) con la Velocidad media en intervalo de tiempo (TPVM) (A), Relación Sístole / Diástole (S/D) (B) y el Índice de Pulsatilidad (IP) (C) en el Grupo de caballos sanos (Grupo I).

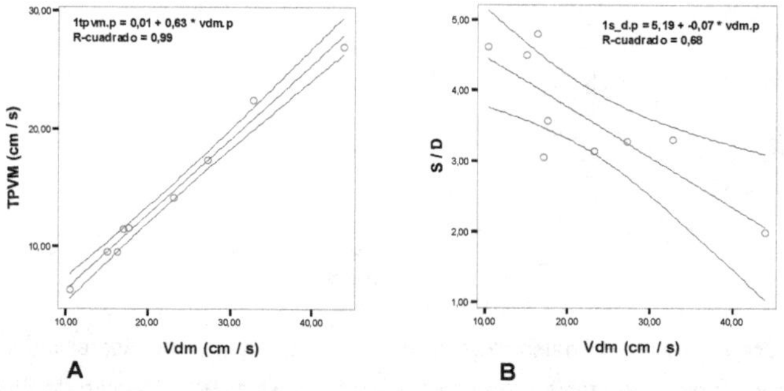

Figura 57. Ajuste de datos experimentales por un modelo de Regresión lineal para la variable Velocidad media (Vm) con la Velocidad media en intervalo de tiempo (TPVM) (A), Relación Sístole / Diástole (S/D) (B) en el Grupo de caballos enfermos (Grupo II).

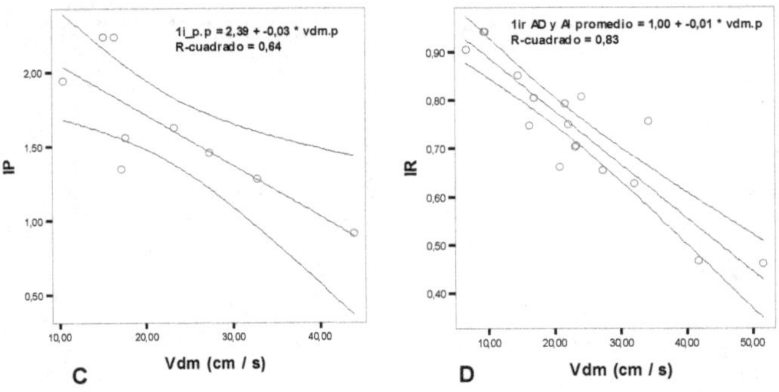

Figura 57bis. Ajuste de datos experimentales por un modelo de Regresión lineal para la variable Velocidad media (Vm) con el Índice de Pulsatilidad (IP) (C) e Índice de Resistividad (IR) (D) en el Grupo de caballos enfermos (Grupo II).

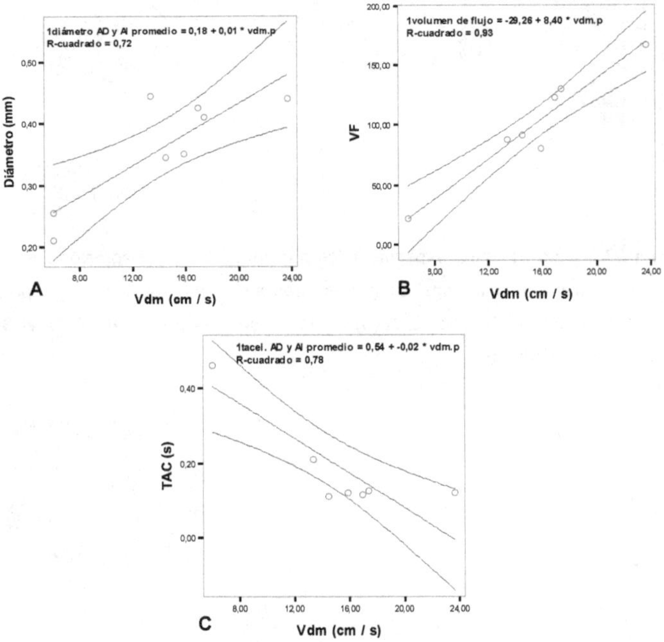

Figura 58. Ajuste de datos experimentales por un modelo de Regresión lineal para la variable Velocidad media (Vm) con el Diámetro (Diám) (A), Volumen de Flujo (VF) (B), Tiempo de Aceleración (TAC) (C) en el Grupo de caballos con laminitis sin rotación (Grupo IIIA).

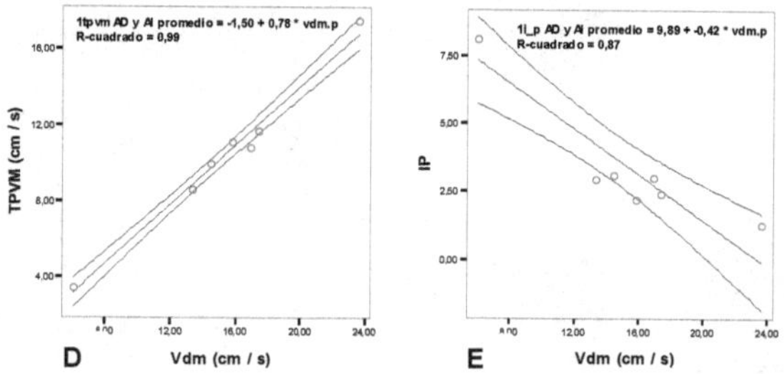

Figura 58bis. Ajuste de datos experimentales por un modelo de Regresión lineal para la variable Velocidad media (Vm) con la Velocidad media en intervalo de tiempo (TPVM) (D) e Índice de Pulsatilidad (IP) (E) en el Grupo de caballos con laminitis sin rotación (Grupo IIIA).

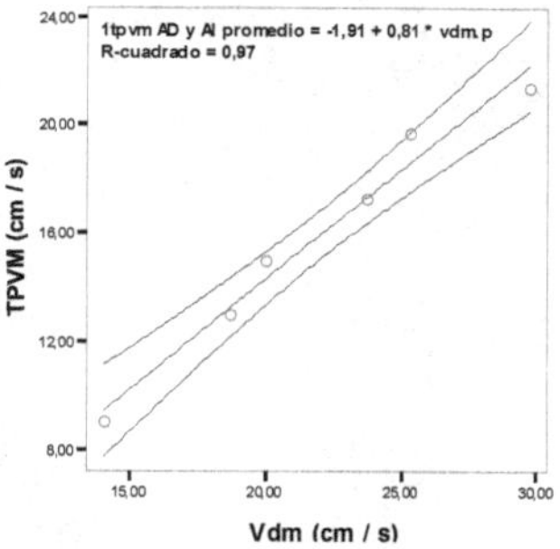

Figura 59. Ajuste de datos experimentales por un modelo de Regresión lineal para la variable Velocidad media (Vm) con la Velocidad media en intervalo de tiempo (TPVM) en el Grupo de caballos con laminitis con rotación (Grupo IIIB).

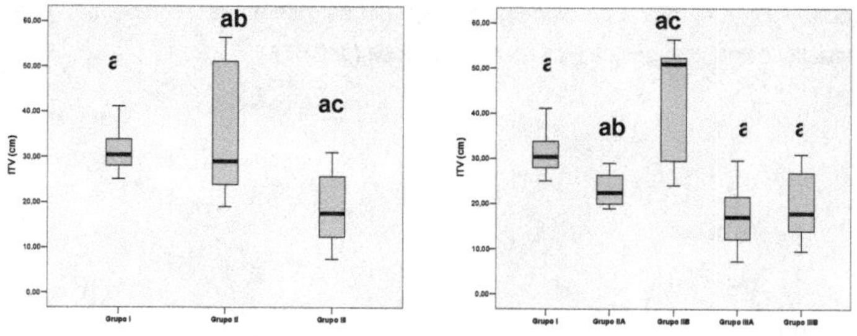

A **B**

Figura 60. Diagramas de cajas (box-plot) mostrando los valores estadísticos descriptivos correspondientes a la variable **INTEGRAL DE LA VELOCIDAD (ITV)** entre los grupos principales (A) y entre el grupo de caballos sanos (Grupo I) y el resto de subgrupos (B). Letras diferentes representan diferencias estadísticamente significativas entre los grupos (p<0.05).

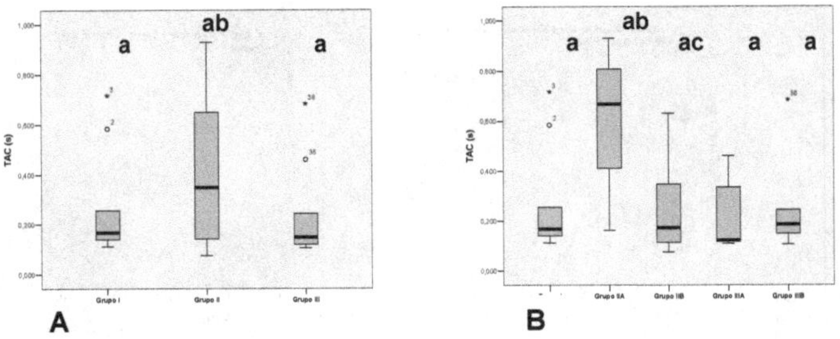

Figura 61. Diagramas de cajas (box-plot) mostrando los valores estadísticos descriptivos correspondientes a la variable **TIEMPO DE ACELERACIÓN (TAC)** entre los grupos principales (A) y entre el grupo de caballos sanos (Grupo I) y el resto de subgrupos (B). Letras diferentes representan diferencias estadísticamente significativas entre los grupos (p<0.05).

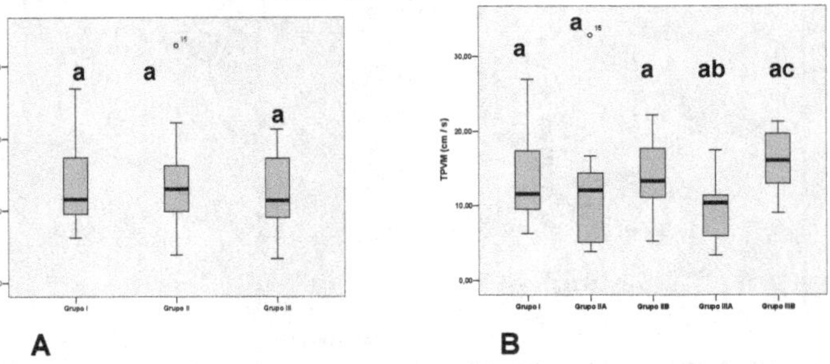

Figura 62. Diagramas de cajas (box-plot) mostrando los valores estadísticos descriptivos correspondientes a la variable **VELOCIDAD MEDIA EN INTERVALO DE TIEMPO (TPVM)** entre los grupos principales (A) y entre el grupo de caballos sanos (Grupo I) y el resto de subgrupos (B). Letras diferentes representan diferencias estadísticamente significativas entre los grupos (p<0.05).

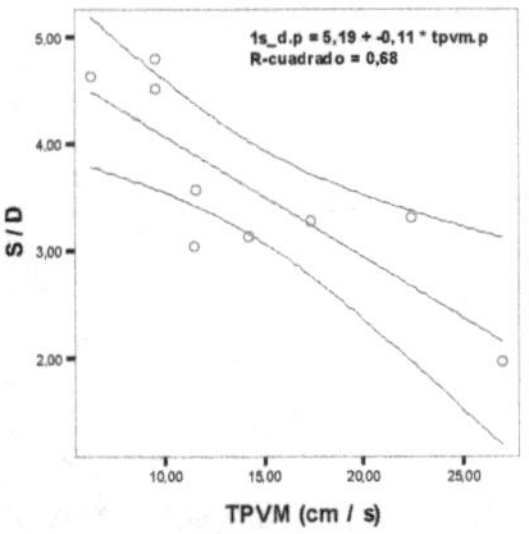

Figura 63. Ajuste de datos experimentales por un modelo de Regresión lineal para la variable Velocidad media en intervalo de tiempo (TPVM) con la relación sístole-diástole (S/D) en el Grupo de caballos sanos (Grupo I).

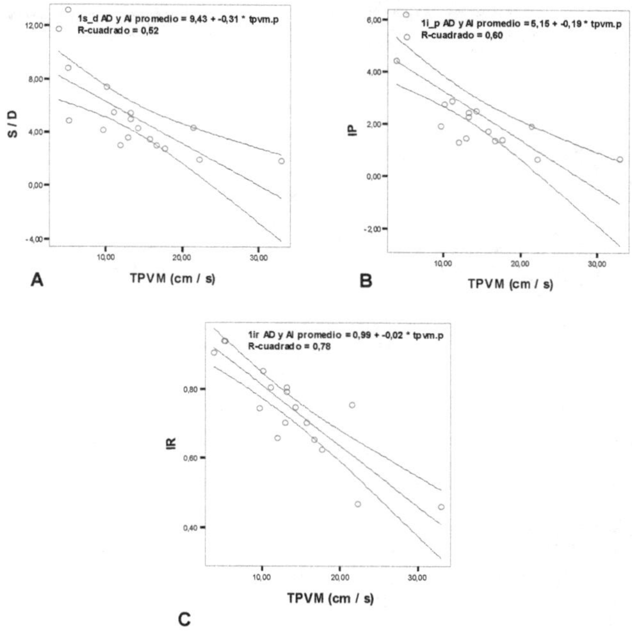

Figura 64. Ajuste de datos experimentales por un modelo de Regresión lineal para la variable Velocidad media en intervalo de tiempo (TPVM) con la Relación sístole / diástole (S/D) (A), Índice de Pulsatilidad (IP) (B) e Índice de Resistividad (IR) (C) en el Grupo de caballos enfermos (Grupo I I).

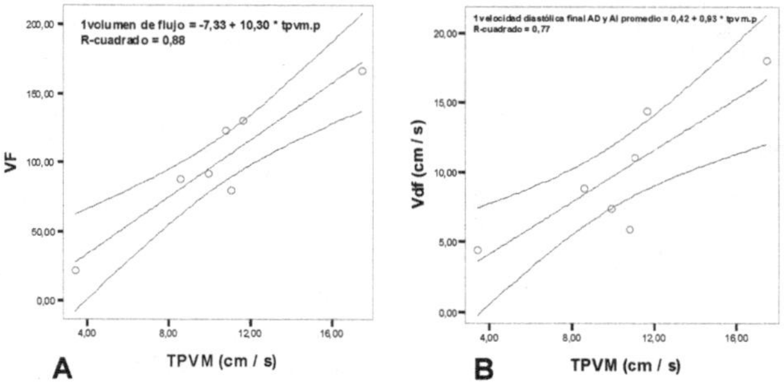

Figura 65. Ajuste de datos experimentales por un modelo de Regresión lineal para la variable Velocidad media en intervalo de tiempo (TPVM) con el Volumen de Flujo (VF) (A), Velocidad diastólica final (Vdf) (B) en el Grupo de caballos con laminitis sin rotación (Grupo I I IA).

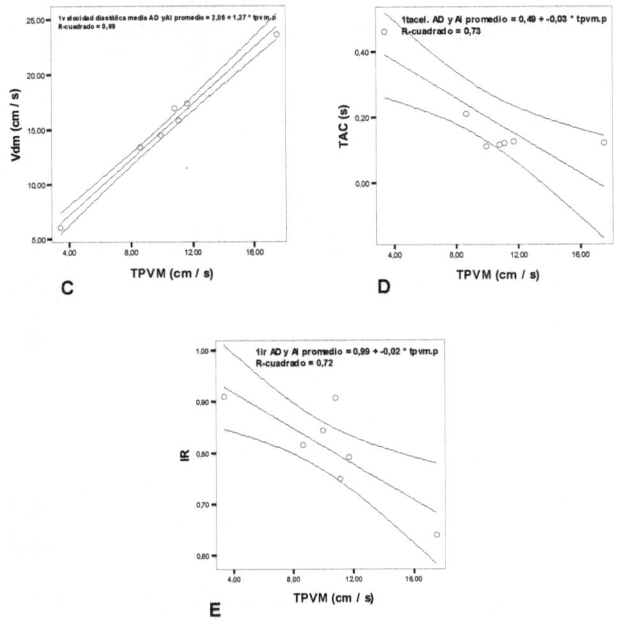

Figura 65bis. Ajuste de datos experimentales por un modelo de Regresión lineal para la variable Velocidad media en intervalo de tiempo (TPVM) con la Velocidad media (Vm) (C), Tiempo de Aceleración (TAC) (D) e Índice de Resistividad (IR) (F) en el Grupo de caballos con laminitis sin rotación (Grupo I I IA).

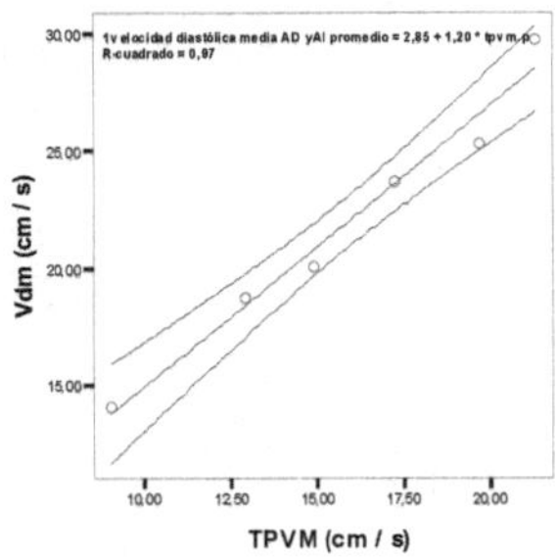

Figura 66. Ajuste de datos experimentales por un modelo de Regresión lineal para la variable Velocidad media en intervalo de tiempo (TPVM) con la Velocidad media (Vm) en el Grupo de caballos con laminitis con rotación (Grupo I I IB).

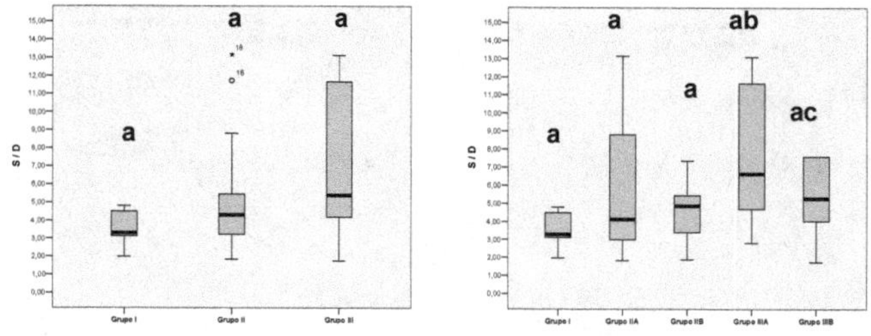

A B

Figura 67. Diagramas de cajas (box-plot) mostrando los valores estadísticos descriptivos correspondientes a la variable **RATIO SÍSTOLE / DIÁSTOLE (S/D)** entre los grupos principales (A) y entre el grupo de caballos sanos (Grupo I) y el resto de subgrupos (B). Letras diferentes representan diferencias estadísticamente significativas entre los grupos (p<0.05).

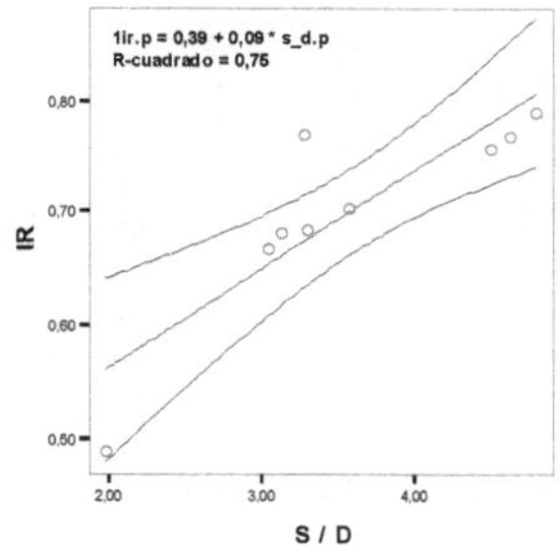

Figura 68. Ajuste de datos experimentales por un modelo de Regresión lineal para la variable Ratio Sístole / Diástole con el Índice de Resistividad (IR) en el Grupo de caballos sanos (Grupo I).

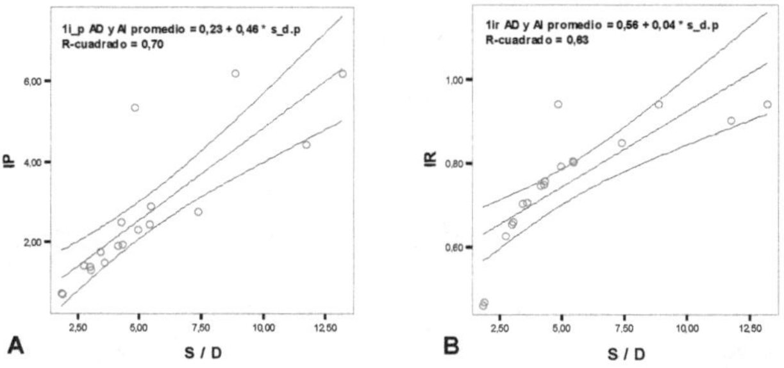

A B

Figura 69. Ajuste de datos experimentales por un modelo de Regresión lineal para la variable Ratio Sístole / Diástole con el Índice de Pulsatilidad (IP) (A) y con el Índice de Resistividad (IR) (B) en el Grupo de caballos enfermos (Grupo II).

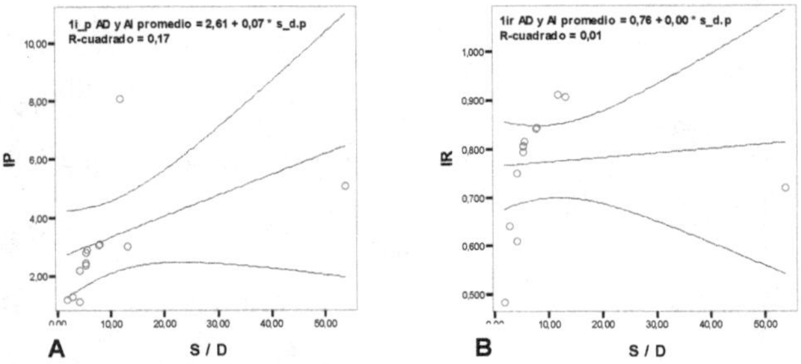

Figura 70. Ajuste de datos experimentales por un modelo de Regresión lineal para la variable Ratio Sístole / Diástole con el Índice de Pulsatilidad (IP) (A) y con el Índice de Resistividad (IR) (B) en el Grupo de caballos con laminitis (Grupo III).

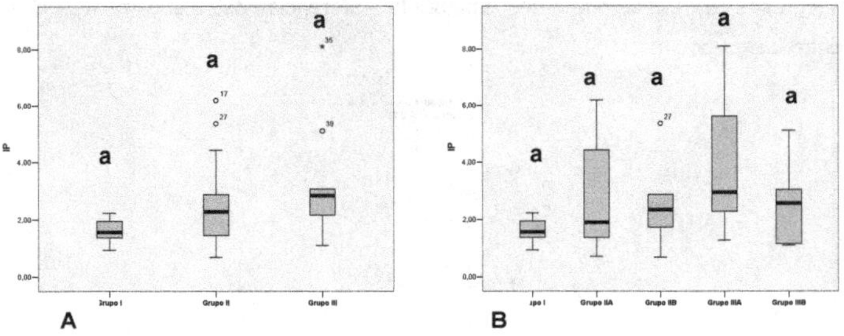

Figura 71. Diagramas de cajas (box-plot) mostrando los valores estadísticos descriptivos correspondientes a la variable **ÍNDICE DE PULSATILIDAD (IP)** entre los grupos principales (A) y entre el grupo de caballos sanos (Grupo I) y el resto de subgrupos (B). Letras diferentes representan diferencias estadísticamente significativas entre los grupos ($p<0.05$).

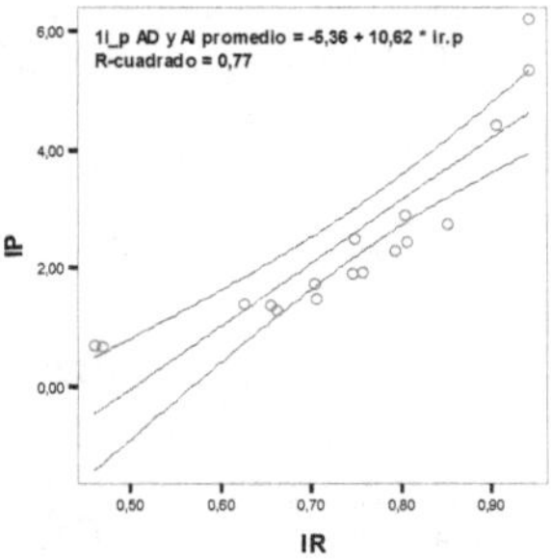

Figura 72. Ajuste de datos experimentales por un modelo de Regresión lineal para la variable Índice de Resistividad (IR) con el Índice de Pulsatilidad (IP) en el Grupo de caballos enfermos (Grupo II).

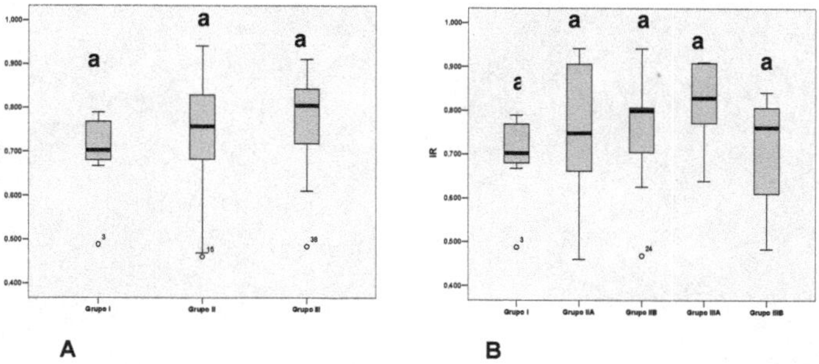

Figura 73. Diagramas de cajas (box-plot) mostrando los valores estadísticos descriptivos correspondientes a la variable **ÍNDICE DE RESISTIVIDAD (IR)** entre los grupos principales (A) y entre el grupo de caballos sanos (Grupo I) y el resto de subgrupos (B). Letras diferentes representan diferencias estadísticamente significativas entre los grupos

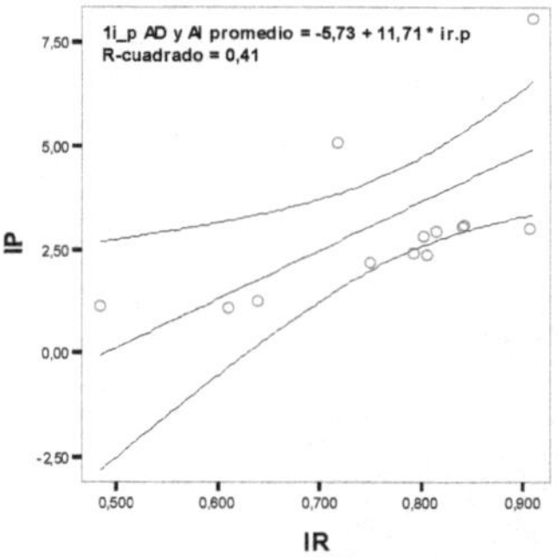

Figura 74. Ajuste de datos experimentales por un modelo de Regresión lineal para la variable Índice de Resistividad (IR) con el Índice de Pulsatilidad (IP) en el Grupo de caballos con laminitis (Grupo I II).

3.4. Tablas

Tabla 8. Estadísticos descriptivos correspondientes a todas las variables evaluadas en el grupo de caballos sanos (Grupo I)

GRUPO I N=9	Media	Error típ. Med.	I. Confianza		Mediana	Varianza	Desv.típ	Mínimo	Máximo	Rango	Rango medio
			L.inf	L.sup							
Edad (años)	7.22	0.64	5.74	8.70	7.00	3.69	1.92	4.00	10.00	6.00	19.83
Peso (Kg)	531.56	11.74	504.47	558.65	540.00	1242.02	35.24	464.00	582.00	118.00	25.28
F.C (lat/min)	39.56	2.44	33.92	45.19	40.00	53.77	7.33	28.00	48.00	20.00	9.33
Hcto (%)	36.78	1.65	32.96	40.60	36.00	24.69	4.96	30.00	45.00	15.00	19.39
PT (gr/dl)	7.03	0.125	6.74	7.32	7.00	0.143	0.377	6.20	7.50	1.30	17.94
Ps (mmHg)	122.14	6.75	106.55	137.72	115.30	410.88	20.27	94.66	166.00	71.34	14.67
Pd (mmHg)	75.17	3.83	66.33	84.01	70.00	132.24	11.49	66.00	99.00	33.00	16.06
Pm (mmHg)	93.77	5.48	81.12	106.41	92.00	270.60	16.45	75.66	131.66	56.00	15.94
Diám (cm)	0.30	0.12	0.27	0.33	0.29	0,00	0.03	0.24	0.36	0.11	19.78
VF (ml/min)	88.34	6.98	70.39	106.29	82.21	292.62	17.10	73.46	116.26	42.80	10.17
Vs (cm/s)	48.43	5.18	36.47	60.39	46.38	242.08	15.55	26.29	77.43	51.14	17.78
Vdf (cm/s)	16.20	3.51	8.08	24.32	11.47	111.50	10.55	5.92	41.55	35.63	23.56
Vd1 (cm/s)	40.24	8.18	14.19	66.29	39.38	268.04	16.37	24.55	57.68	33.13	28.33
Vd2 (cm/s)	37.43	7.60	13.23	61.62	35.25	231.16	15.20	23.86	55.36	31.50	26.50
Vd3 (cm/s)	26.96	6.04	7.73	46.19	24.40	146.08	12.08	16.57	42.50	25.93	10.33
Vd4 (cm/s)	18.88	2.93	9.54	28.23	15.95	34.50	5.87	15.94	27.70	11.76	5.75
Vm (cm/s)	22.60	3.49	14.53	30.67	17.61	110.18	10.49	10.43	43.91	33.48	23.83
ITV (cm)	31.49	2.27	25.65	37.34	30.41	31.048	5.57	25.12	41.15	16.03	20.17
TAC (s)	0.27	0.07	0.10	0.44	0.16	0.049	0.22	0.11	0.71	0.60	20.44
TPVM (cm/s)	14.33	2.23	9.18	19.48	11.52	44.90	6.70	6.28	26.92	20.64	23.11
S/D	3.57	0.30	2.87	4.27	3.30	0.82	0.90	1.98	4.79	2.81	14.00
IP	1.62	0.14	1.28	1.96	1.56	0.199	0.44	0.91	2.24	1.33	13.56
IR	0.70	0.03	0.62	0.77	0.70	0.00	0.09	0.48	0.78	0.30	15.44

Tabla 9. Estadísticos descriptivos correspondientes a todas las variables evaluadas en el grupo de caballos enfermos (Grupo II)

GRUPO II N=19	Media	Error típ. Med.	I.Confianza		Mediana	Varianza	Desv.típ	Mínimo	Máximo	Rango	Rango medio
			L. inf	L.sup							
Edad (años)	7.58	0.55	6.41	8.75	7.00	5.92	2.43	4.00	12.00	8.00	21.21
Peso (Kg)	509.26	13.42	481.06	537.46	510.00	3423.42	58.51	400.00	606.00	206	19.29
F.C (lat/min)	51.32	1.44	48.28	54.36	50.00	39.78	6.30	40.00	68.00	28.00	23.66
Hcto (%)	39.11	1.76	35.40	42.81	37.00	59.21	7.69	25.00	54.00	29.00	22.95
PT (gr/dl)	7.14	0.23	6.65	7.64	7.00	1.06	1.02	5.00	8.90	3.90	21.66
Ps (mmHg)	133.03	4.25	124.10	141.97	132.70	343.75	18.54	105.70	106	58.30	23.16
Pd (mmHg)	78.62	3.50	71.26	85.97	75.00	232.81	15.25	60.23	114.30	54.00	19.61
Pm (mmHg)	97.50	3.99	89.11	105.89	93.00	302.84	17.40	75.00	135.00	60.00	19.66
Diám (cm)	0.30	0.20	0.26	0.34	0.29	0.00	0.08	0.21	0.61	0.40	15.89
VF (ml/min)	119.93	22.53	68.96	170.90	102.96	5076.16	71.24	37.15	233.07	195.92	14.70
Vs (cm/s)	57.04	3.03	50.67	63.41	56.68	174.73	13.21	34.06	84.81	50.75	25.32
Vdf (cm/s)	14.84	2.31	9.98	19.69	13.53	101.52	10.07	2.82	41.73	38.91	22.37
Vd1 (cm/s)	11.19	9.08	-17.70	40.09	5.81	329.87	18.16	-4.32	37.48	41.80	23.11
Vd2 (cm/s)	21.09	2.05	14.54	27.64	19.95	16.94	4.11	17.46	27.01	9.55	20.26
Vd3 (cm/s)	18.11	2.36	10.59	25.63	16.93	22.33	4.72	13.76	24.84	11.08	7.43
Vd4 (cm/s)	14.33	2.53	6.25	22.40	14.30	25.75	5.07	8.15	20.58	12.43	3.25
Vm (cm/s)	22.14	2.65	16.57	27.72	21.60	133.66	11.56	6.62	51.50	44.88	22.76
ITV (cm)	35.28	4.40	25.46	45.09	29.01	213.44	14.60	18.93	56.46	37.53	18.86
TAC (s)	0.41	0.06	0.27	0.55	0.34	0.08	0.29	0.07	0.93	0.85	24.87
TPVM (cm/s)	13.35	1.61	9.96	16.74	12.95	49.54	7.03	3.86	32.93	29.07	22.05
S/D	5.22	0.70	3.74	6.71	4.30	9.49	3.08	1.85	13.16	11.31	21.00
IP	2.64	0.38	1.82	3.46	2.28	2.88	1.69	0.67	6.19	5.52	21.79
IR	0.70	0.03	0.62	0.77	0.70	0.00	0.09	0.48	0.78	0.30	22.05

Tabla 10. Estadísticos descriptivos correspondientes a todas las variables evaluadas en el grupo de caballos enfermos sin pulso digital (Grupo IIA)

GRUPO IIA N=9	Media	Error típ. Med.	I.Confianza		Mediana	Varianza	Desv.típ	Mínimo	Máximo	Rango	Rango medio
			L.inf	L.sup							
Edad (años)	6.78	0.80	4.94	8.61	7.00	5.69	2.39	4.00	12.00	8.00	16.72
Peso (Kg)	519.33	26.41	458.43	580.23	540.00	6277.00	79.23	400.00	606.00	206.00	24.11
F.C (lat/min)	51.67	2.13	46.74	56,59	52.00	41.00	6.40	40.00	60.00	20.00	24.72
Hcto (%)	36.89	2.43	31.27	42.50	35.00	53.36	7.30	25.00	50.00	25.00	18.78
PT (gr/dl)	7.02	0.41	6.07	7.98	7.00	1.54	1.24	5.00	8.80	3.80	20.94
Ps (mmHg)	127.57	5.38	115.15	139.98	131.66	260.73	16.15	105.70	157.33	51.63	20.11
Pd (mmHg)	76.29	3.71	67.73	84.84	75.33	123.87	11.13	60.30	98.00	37.70	19.22
Pm (mmHg)	95.30	4.75	84.35	106.24	96.70	202.72	14.24	75.00	123.00	48.00	18.89
Diám (cm)	0.26	0.01	0.22	0.29	0.25	0.00	0.02	0.24	0.29	0.04	9.50
VF (ml/min)	62.97	15.32	14.21	111.73	53.81	938.93	30.64	37.15	107.12	69.97	6.25
Vs (cm/s)	52.31	4.66	41.56	63.07	54.72	195.79	13.99	34.06	77.33	43.27	20.00
Vdf (cm/s)	14.20	3.95	5.10	23.30	13.53	140.20	11.84	3.01	41.73	38.72	20.33
Vd1 (cm/s)	25.16	6.54	10.08	40.23	24.00	384.61	19.61	-4.32	65.63	69.95	20.78
Vd2 (cm/s)	26.02	4.47	15.71	36.32	23.25	179.80	13.41	16.39	58.86	42.47	19.89
Vd3 (cm/s)	17.15	1.70	9.85	24.45	18.85	8.64	2.94	13.66	18.85	5.09	6.33
Vd4 (cm/s)	---	---	---	---	---	---	---	---	---	---	1.00
Vm (cm/s)	20.72	4.52	10.30	31.15	20.78	184.00	13.56	6.62	51.50	44.88	20.50
ITV (cm)	23.20	2.17	16.30	30.10	22.43	18.80	4.34	18.93	29.01	10.08	11.88
TAC (s)	0.62	0.09	0.41	0.83	0.67	0.07	0.27	0.16	0.93	0.77	34.00
TPVM (cm/s)	12.51	2.96	5.69	19.33	12.00	78.77	8.87	3.86	32.93	29.07	19.00
S/D	5.95	1.39	2.73	9.16	4.14	17.46	4.18	1.85	13.16	11.31	20.44
IP	2.89	0.72	1.23	4.54	1.90	4.63	2.15	0.69	6.19	5.50	21.33
IR	0.75	0.05	0.63	0.87	0.75	0.03	0.16	0.46	0.94	0.48	20.72

Tabla 11. Estadísticos descriptivos correspondientes a todas las variables evaluadas en el grupo de caballos enfermos con pulso digital (Grupo IIB)

GRUPO IIB N=10	Media	Error típ. Med.	I.Confianza		Mediana	Varianza	Desv.típ	Mínimo	Máximo	Rango	Rango medio
			L.inf	L.sup							
Edad (años)	8.30	0.075	6.61	10.00	8.00	5.57	2.36	5.00	12.00	7.00	25.95
Peso (Kg)	520.00	10.37	476.75	523.65	506.00	1074.72	32.78	417.00	530.00	113.00	14.95
F.C (lat/min)	51.00	2.07	46.32	55.68	49.00	42.89	6.55	44.00	68.00	24.00	22.70
Hcto (%)	41.10	2.48	35.48	46.72	41.00	61.66	7.85	27.00	54.00	27.00	26.70
PT (gr/dl)	7.26	0.27	6.65	7.87	7.05	0.73	0.85	5.80	8.90	3.10	22.30
Ps (mmHg)	137.96	6.32	123.68	152.25	143.67	398.85	19.97	108.66	164.00	55.34	25.90
Pd (mmHg)	80.72	5.87	67.43	94.01	173.33	345.15	18.58	64.00	114.30	50.30	19.95
Pm (mmHg)	99.50	6.45	84.90	114.09	91.83	416.20	20.40	75.66	135.00	59.34	20.35
Diám (cm)	0.32	0.03	0.26	0.39	0.34	0.00	0.07	0.21	0.41	0.20	21.65
VF (ml/min)	157.92	26.60	89.53	226.30	150.89	4246.76	65.17	88.64	233.07	144.43	20.33
Vs (cm/s)	61.31	3.64	53.06	69.55	59.11	132.85	11.53	46.46	48.81	38.35	30.10
Vdf (cm/s)	15.42	2.79	9.12	21.73	12.96	77.65	8.81	2.82	32.23	29.41	24.20
Vd1 (cm/s)	30.89	5.60	18.21	43.57	32.85	314.15	17.72	5.81	54.56	48.75	25.20
Vd2 (cm/s)	23.44	2.01	17.03	29.84	23.39	16.20	4.02	19.95	27.01	7.60	20.60
Vd3 (cm/s)	19.67	1.87	13.73	25.62	18.46	13.95	3.73	16.93	24.84	7.91	8.25
Vd4 (cm/s)	16.39	2.09	7.39	25.40	14.30	13.15	3.63	14.30	20.58	6.28	4.00
Vm (cm/s)	23.43	3.16	16.28	30.58	22.35	99.92	10.00	9.28	41.83	32.55	24.80
ITV (cm)	40.72	5.97	25.37	56.07	42.02	213.95	14.63	24.08	56.46	32.38	22.86
TAC (s)	0.23	0.05	0.10	0.35	0.17	0.03	0.17	0.08	0.63	0.56	16.65
TPVM (cm/s)	14.12	1.66	10.35	17.88	13.24	27.70	5.26	5.25	22.23	16.98	24.80
S/D	4.57	0.50	3.44	5.70	4.87	2.48	1.57	1.88	7.37	5.49	21.50
IP	2.42	0.39	1.53	3.31	2.35	1.54	1.24	0.67	5.34	4.67	22.20
IR	0.75	0.04	0.66	0.84	0.80	0.01	0.13	0.47	0.94	0.47	23.25

Tabla 12. Estadísticos descriptivos correspondientes a todas las variables evaluadas en el grupo de caballos con laminitis (Grupo III)

GRUPO III N=14	Media	Error típ. Med.	I.Confianza		Mediana	Varianza	Desv.típ	Mínimo	Máximo	Rango	Rango medio
			L.inf	L.sup							
Edad (años)	8.14	0.71	6.61	9.68	7.50	7.05	2.65	5.00	15.00	10.00	22.96
Peso (Kg)	531.79	20.78	486.88	576.69	520.00	6049.56	77.77	420.00	742.00	322.00	22.07
F.C (lat/min)	55.43	3.93	46.94	63.92	57.00	216.26	14.70	34.00	90.00	56.00	26.39
Hcto (%)	37.86	1.48	34.65	41.07	37.50	30.90	5.55	31.00	48.00	17.00	20.89
PT (gr/dl)	7.22	0.14	6.90	7.53	7.20	0.29	0.54	6.30	8.50	2.20	23.57
Ps (mmHg)	137.61	6.99	122.49	152.73	130.66	685.38	26.17	117.33	219.66	102.33	23.64
Pd (mmHg)	91.70	6.19	78.32	105.09	89.33	537.23	23.17	67.00	149.60	82.60	27.57
Pm (mmHg)	108.22	6.18	94.87	121.57	103.00	534.84	23.12	87.00	175.33	88.33	27.57
Diám (cm)	0.38	0.18	0.33	0.42	0.40	0.00	0.07	0.21	0.44	0.23	30.21
VF (ml/min)	121.27	15.01	88.23	154.31	126.53	2704.27	52.00	21.69	202.41	180.72	16.50
Vs (cm/s)	50.88	3.11	44.16	57.60	49.72	135.45	11.63	33.96	83.71	49.75	18.71
Vdf (cm/s)	11.69	1.52	8.39	14.99	11.30	32.73	5.72	4.42	23.00	18.58	19.00
Vd1 (cm/s)	17.55	3.42	10.16	24.94	19.28	163.87	12.80	-13.99	34.26	48.25	14.93
Vd2 (cm/s)	19.95	2.34	14.80	25.10	20.21	65.76	8.11	14.15	31.89	27.74	15.25
Vd3 (cm/s)	20.50	5.29	-2.26	43.25	17.30	83.96	9.16	13.36	30.83	17.47	7.33
Vd4 (cm/s)	---	---	---	---	---	---	---	---	---	---	---
Vm (cm/s)	17.52	1.81	13.60	21.44	17.16	46.12	6.79	6.04	29.76	23.72	18.29
ITV (cm)	18.44	2.29	13.40	23.48	17.53	6.29	7.93	7.37	30.98	23.61	8.88
TAC (s)	0.23	0.04	0.13	0.33	0.14	0.03	0.17	0.10	0.68	0.57	17.61
TPVM (cm/s)	12.24	1.45	9.09	15.38	11.36	29.74	5.45	3.39	21.31	17.92	19.71
S/D	9.97	3.48	2.43	17.50	5.38	170.36	13.05	1.74	53.73	51.99	27.00
IP	3.32	0.60	2.01	4.63	2.85	5.11	2.26	1.08	8.10	7.02	26.21
IR	0.75	0.03	0.68	0.82	0.75	0.02	0.14	0.46	0.94	0.48	24.64

Tabla 13. Estadísticos descriptivos correspondientes a todas las variables evaluadas en el grupo de caballos con laminitis sin rotación o hundimiento de la tercera falange (Grupo IIIA)

GRUPO IIIA N=6	Media	Error típ. Med.	I.Confianza		Mediana	Varianza	Desv.típ	Mínimo	Máximo	Rango	Rango medio
			L.inf	L.sup							
Edad (años)	8.50	0.60	7.08	9.91	9.00	2.86	1.69	6.00	10.00	4.00	27.13
Peso (Kg)	541.50	30.85	468.56	614.44	530.00	7612.29	87.25	450.00	742.00	292.00	22.88
F.C (lat/min)	52.75	4.36	42.45	63.05	57.00	151.93	12.33	34.00	64.00	30.00	26.44
Hcto (%)	36.50	2.04	31.67	41.33	35.50	33.43	5.78	31.00	48.00	17.00	17.88
PT (gr/dl)	7.01	0.16	6.63	7.39	7.20	0.20	0.45	6.30	7.40	1.10	20.06
Ps (mmHg)	125.91	2.52	119.96	131.86	130.66	50.67	7.12	117.33	131.66	14.33	18.56
Pd (mmHg)	81.37	4.22	71.41	91.34	89.33	142.50	11.92	67.00	91.00	24.00	23.06
Pm (mmHg)	96.67	2.84	89.96	103.37	101.66	64.36	8.02	87.00	103.00	16.00	22.56
Diám (cm)	0.38	0.03	0.32	0.45	0.41	0.01	0.07	0.26	0.45	0.19	27.00
VF (ml/min)	100.00	17.36	57.51	142.47	91.32	2109.66	45.93	21.69	166.71	145.02	13.57
Vs (cm/s)	46.76	2.53	40.57	52.96	47.83	44.85	6.70	33.96	55.26	21.30	15.88
Vdf (cm/s)	10.00	1.83	5.52	14.46	8.83	23.40	4.84	4.42	17.98	13.56	13.88
Vd1 (cm/s)	22.81	1.67	18.52	27.10	22.54	16.70	4.09	18.83	17.64	8.61	15.25
Vd2 (cm/s)	17.74	2.74	10.70	24.79	20.21	45.04	6.61	4.15	21.66	17.51	12.50
Vd3 (cm/s)	---	---	---	---	---	---	---	---	---	---	---
Vd4 (cm/s)	---	---	---	---	---	---	---	---	---	---	---
Vm (cm/s)	11.30	2.65	-0.10	22.70	13.36	21.04	4.59	6.04	14.49	8.45	12.75
ITV (cm)	17.43	2.92	10.28	24.57	17.14	59.75	7.73	7.37	29.60	22.23	7.93
TAC (s)	0.26	0.10	-0.19	0.71	0.21	0.03	0.18	0.11	0.46	0.35	15.81
TPVM (cm/s)	7.30	1.99	-1.27	15.87	8.59	11.90	3.45	3.39	9.92	6.53	13.75
S/D	8.30	1.81	0.52	16.09	7.82	9.82	3.13	5.44	11.65	6.21	28.88
IP	4.70	1.70	-2.63	12.02	3.08	8.69	2.95	2.91	8.10	5.19	29.25
IR	0.86	0.03	0.73	0.98	0.84	0.00	0.05	0.82	0.91	0.10	28.81

Tabla 14. Estadísticos descriptivos correspondientes a todas las variables evaluadas en el grupo de caballos con laminitis con rotación o hundimiento de la tercera falange (Grupo IIIB)

GRUPO IIIB N=8	Media	Error típ. Med.	I. Confianza		Mediana	Varianza	Desv.típ	Mínimo	Máximo	Rango	Rango medio
			L. inf	L.sup							
Edad (años)	7.66	1.52	3.75	11.57	6.00	13.86	3.72	5.00	15.00	10.00	17.42
Peso (Kg)	518.83	28.05	446.74	590.93	515.00	4719.37	68.70	420.00	627.00	207.00	21.00
F.C (lat/min)	59.00	7.33	40.15	77.85	54.00	352.80	17.97	44.00	90.00	46.00	26.33
Hcto (%)	39.67	2.11	34.25	45.09	37.50	26.67	5.16	35.00	48.00	13.00	24.92
PT (gr/dl)	7.50	0.23	6.91	8.09	7.50	0.32	0.56	6.80	8.50	1.70	28.25
Ps (mmHg)	153.22	14.14	116.87	189.57	145.83	1199.75	34.64	124.00	219.66	95.66	30.42
Pd (mmHg)	105.49	11.54	75.82	135.15	103.67	799.06	28.27	73.00	149.60	76.60	33.58
Pm (mmHg)	123.64	11.56	93.92	153.35	118.33	801.66	28.31	98.50	175.50	76.83	34.25
Diám (cm)	0.41	0.01	0.39	0.44	0.40	0.00	0.02	0.39	0.44	0.05	34.50
VF (ml/min)	151.08	21.77	90.64	211.51	153.05	2369.14	48.67	80.29	202.41	122.12	20.60
Vs (cm/s)	58.03	7.35	37.63	78.44	53.49	270.15	16.44	40.63	83.61	43.08	22.50
Vdf (cm/s)	14.84	2.74	7.23	22.45	12.57	37.58	6.13	7.83	23.00	15.17	25.83
Vd1 (cm/s)	25.00	1.99	-0.29	50.29	25.00	7.92	2.81	23.01	26.99	3.98	25.83
Vd2 (cm/s)	24.64	5.81	-49.18	98.46	24.64	67.51	8.22	18.83	30.45	11.62	18.00
Vd3 (cm/s)	24.07	2.77	-61.89	110.02	24.07	91.53	9.57	17.30	30.83	13.53	10.50
Vd4 (cm/s)	---	---	---	---	---	---	---	---	---	---	---
Vm (cm/s)	21.94	2.25	16.15	27.72	21.87	30.42	5.52	14.05	29.76	15.71	25.67
ITV (cm)	19.87	3.98	8.82	30.91	17.92	79.13	8.90	9.57	30.98	21.41	10.20
TAC (s)	0.26	0.09	0.03	0.48	0.18	0.04	0.21	0.11	0.68	0.58	20.00
TPVM (cm/s)	15.84	1.85	11.10	20.59	16.10	20.44	4.52	9.03	21.31	12.28	27.67
S/D	12.95	8.20	-8.12	34.01	5.28	412.83	20.07	1.74	53.73	51.99	24.50
IP	2.58	0.60	1.04	4.13	2.58	2.18	1.48	1.08	5.08	4.00	22.17
IR	0.71	0.06	0.56	0.86	0.76	0.02	0.14	0.48	0.84	0.36	19.08

Tabla 15. Coeficiente de correlación y niveles de significación correspondientes a las variables evaluadas en el examen UTD de la arteria digital palmar en el grupo de caballos sanos (Grupo I)

Variables		Diám	VF	Vs	Vdf	Vm	ITV	TAC	Tpvm	S / D	IP	IR
			*	-	-	-		-	-			
Diám	Correlac	1.000	0.855	0.176	0.427	0.283	0.149	0.378	0.236	0.272	0.311	0.565
	Sig		0.030	0.651	0.251	0.461	0.778	0.315	0.542	0.479	0.415	0.113
	N	9	9	9	9	9	6	9	9	9	9	9
		*			-			-		-	-	
VF	Correlac	0.855	1.000	0.108	0.105	0.133	0.552	0.426	0.227	0.065	0.160	0.153
	Sig	0.030		0.839	0.843	0.802	0.257	0.400	0.665	0.903	0.762	0.773
	N	9	9	9	9	9	9	9	9	9	9	9
		-			**	**	**		**	-	-	-
Vs	Correlac	0.176	0.108	1.000	0.833	0.867	0.886	0.511	0.850	0.499	0.607	0.657
	Sig	0.651	0.839		0.005	0.002	0.005	0.160	0.004	0.066	0.083	0.054
	N	9	9	9	9	9	6	9	9	9	9	9
		-	-	**		**			**	**-	*-	**-
Vdf	Correlac	0.427	0.105	0.833	1.000	0.958	0.420	0.622	0.925	0.835	0.766	0.875
	Sig.	0.251	0.843	0.005		0.000	0.407	0.074	0.000	0.005	0.016	0.002
	N	9	9	9	9	9	6	9	9	9	9	9
		-		**	**				**	*-	*-	*-
Vm	Correlac	0.283	0.133	0.867	0.958	1.000	0.651	0.451	0.993	0.823	0.801	0.782
	Sig.	0.461	0.802	0.002	0.000		0.161	0.223	0.000	0.006	0.009	0.013
	N	9	9	9	9	9	6	9	9	9	9	9
				**						-	-	-
ITV	Correlac	0.149	0.552	0.886	0.420	0.651	1.000	0.172	0.697	0.092	0.256	0.156
	Sig.	0.778	0.257	0.005	0.407	0.161		0.745	0.123	0.862	0.625	0.768
	N	6	6	6	6	6	6	6	6	6	6	6
		-	-							-	-	-
TAC	Correlac	0.378	0.426	0.511	0.622	0.451	0.172	1.000	0.392	0.295	0.117	0.593
	Sig.	0.315	0.400	0.160	0.074	0.223	0.745		0.296	0.441	0.765	0.092
	N	9	9	9	9	9	6	9	9	9	9	9
		-		**	**	**				**-	**-	*-
Tpvm	Correlac	0.236	0.227	0.850	0.925	0.993	0.697	0.392	1.000	0.826	0.826	0.762
	Sig.	0.542	0.665	0.06	0.000	0.000	0.123	0.296		0.006	0.006	0.017
	N	9	9	9	9	9	6	9	9	9	9	9
			-	-	**-	**-	-	-	**-			*
S/D	Correlac	0.272	0.065	0.499	0.835	0.823	0.092	0.295	0.826	1.000	0.365	0.833
	Sig.	0.479	0.903	0.066	0.005	0.006	0.862	0.441	0.006		0.489	0.005
	N	9	9	9	9	9	6	9	9	9	9	9
			-	-	*	**-	-	-	**-			*
IP	Correlac	0.311	0.160	0.607	0.766	0.801	0.256	0.117	0.826	0.365	1.000	0.695
	Sig.	0.421	0.762	0.083	0.016	0.009	0.625	0.765	0.006	0.489		0.038
	N	9	9	9	9	9	6	9	9	9	9	9
				-	**-	*-	-	-	*-	*	*	
IR	Correlac	0.565	0.153	0.657	0.875	0.782	0.156	0.593	0.762	0.833	0.695	1.000
	Sig.	0.113	0.773	0.054	0.002	0.013	6.768	0.092	0.017	0.005	0.038	
	N	9	9	9	9	9	6	9	9	9	9	9

Diám, diámetro (cm); **VF,** volumen de flujo (ml/min); **Vs**, velocidad sistólica (cm/s); **Vdf**, velocidad diastólica final (cm/s); **Vm**, velocidad media (cm/s); **ITV**, integral de la velocidad en el tiempo (cm); **TAC**, tiempo de aceleración (s); **TPVM**, velocidad media en intervalo de tiempo (cm/s); **S/D,** ratio sístole / diástole; **IP,** índice de pulsatilidad; **IR,** índice de resistividad.

* La correlación es significante al nivel 0,05 (bilateral)

** La correlación es significativa al nivel 0,01 (bilateral)

Tabla 16. Coeficiente de correlación y niveles de significación correspondientes a las variables evaluadas en el examen UTD de la arteria digital palmar en el grupo de caballos enfermos (Grupo II)

Variables		Diám	VF	Vs	Vdf	Vm	ITV	TAC	Tpvm	S / D	IP	IR
Diám	Correlac	1.000	** 0.783	* 0.527	0.129	0.221	0.357	- 0.248	0.288	- 0.108	- 0.168	0.037
	Sig		0.007	0.020	0.600	0.362	0.282	0.305	0.661	0.661	0.509	0.879
	N	19	19	19	19	19	11	19	19	19	19	19
VF	Correlac	** 0.783	1.000	0.465	0.301	0.274	* 0.668	- 0.328	0.372	- 0.368	- 0.316	- 0.154
	Sig	0.007		0.176	0.397	0.443	0.035	0.355	0.290	0.295	0.374	0.671
	N	19	19	19	19	19	11	19	19	19	19	19
Vs	Correlac	* 0.527	0.465	1.000	** 0.748	** 0.762	0.583	0.052	* 0.776	- 0.358	- 0.306	- 0.372
	Sig	0.020	0.176		0.000	0.000	0.060	0.833	0.000	0.133	0.203	0.117
	N	19	19	19	19	19	11	19	19	19	19	19
Vdf	Correlac	0.129	0.301	** 0.748	1.000	** 0.982	* 0.650	- 0.052	**- 0.970	**- 0.710	**- 0.759	**- 0.934
	Sig.	0.600	0.397	0.000		0.000	0.030	0.833	0.000	0.001	0.000	0.000
	N	19	19	19	19	19	11	19	19	19	19	19
Vm	Correlac	0.221	0.272	** 0.762	** 0.982	1.000	0.388	- 0.080	** 0.984	**- 0.728	**- 0.780	**- 0.912
	Sig.	0.362	0.443	0.000	0.00		0.399	0.744	0.000	0.000	0.000	0.000
	N	19	19	19	19	19	11	19	19	19	19	19
ITV	Correlac	0.357	*- 0.668	0.583	* 0.650	0.388	1.000	- 0.378	* 0.686	- 0.449	- 0.421	- 0.432
	Sig.	0.282	0.035	0.060	0.030	0.399		0.251	0.020	0.166	0.197	0.185
	N	11	11	11	11	11	11	11	11	11	11	11
TAC	Correlac	- 0.248	- 0.328	0.052	- 0.052	- 0.080	- 0.378	1.000	- 0.115	0.181	0.221	0.079
	Sig.	0.305	0.355	0.833	0.833	0.744	0.251		0.639	0.459	0.364	0.748
	N	19	19	19	19	19	11	19	19	19	19	19
Tpvm	Correlac	0.288	0.372	* 0.776	** 0.970	** 0.984	* 0.686	- 0.115	1.000	**- 0.718	**- 0.776	**- 0.882
	Sig.	0.232	0.290	0.000	0.000	0.000	0.020	0.639		0.001	0.000	0.000
	N	19	19	19	19	19	11	19	19	19	19	19
S/D	Correlac	- 0.108	- 0.368	- 0.358	**- 0.710	**- 0.728	- 0.449	0.181	**- 0.718	1.000	** 0.839	** 0.792
	Sig.	0.661	0.295	0.133	0.001	0.00	0.116	0.459	0.001		0.000	0.000
	N	19	19	19	19	19	11	19	19	19	19	19
IP	Correlac	- 0.162	- 0.316	- 0.306	**- 0.759	**- 0.780	- 0.421	0.221	**- 0.776	** 0.839	1.000	** 0.960
	Sig.	0.509	0.374	0.203	0.00	0.00	0.197	0.364	0.000	0.000		0.000
	N	19	19	19	19	19	11	19	19	19	19	19
IR	Correlac	0.037	- 0.154	- 0.372	**- 0.934	*- 0.912	- 0.432	0.079	**- 0.882	** 0.792	** 0.960	1.000
	Sig.	0.879	0.671	0.117	0.000	0.000	0.185	0.748	0.000	0.000	0.000	
	N	19	19	19	19	19	11	19	19	19	19	19

Diám, diámetro (cm); **VF,** volumen de flujo (ml/min); **Vs**, velocidad sistólica (cm/s); **Vdf**, velocidad diastólica final (cm/s); **Vm**, velocidad diastólica media (cm/s); **ITV**, integral de la velocidad en el tiempo (cm); **TAC**, tiempo de aceleración (s); **TPVM**, velocidad media en intervalo de tiempo (cm/s); **S/D,** ratio sístole / diástole; **IP,** índice de pulsatilidad; **IR,** índice de resistividad.

* La correlación es significante al nivel 0,05 (bilateral)

** La correlación es significativa al nivel 0,01 (bilateral)

Tabla 17. Coeficiente de correlación y niveles de significación correspondientes a las variables evaluadas en el examen UTD de la arteria digital palmar en el grupo de caballos con laminitis (Grupo III)

Variables		Diám	VF	Vs	Vdf	Vm	ITV	TAC	Tpvm	S / D	IP	IR
			*			**		-	**	-		-
Diám	Correlac	1.000	0.675	0.193	0.521	0.713	0.039	0.456	0.676	0.120	0.250	0.392
	Sig		0.016	0.508	0.056	0.004	0.904	0.101	0.008	0.682	0.388	0.165
	N	14	14	14	14	14	12	14	14	14	14	14
		*			**	**		-	**		**-	*-
VF	Correlac	0.675	1.000	0.226	0.753	0.882	0.513	0.124	0.857	-0.493	0.722	0.589
	Sig	0.016		0.480	0.005	0.000	0.088	0.700	0.000	0.103	0.008	0.044
	N	14	14	14	14	14	12	14	14	14	14	14
					-		-			-		
Vs	Correlac	0.193	0.226	1.000	0.036	0.248	0.129	0.166	0.250	0.090	0.021	0.148
	Sig	0.508	0.480		0.902	0.393	0.689	0.571	0.388	0.759	0.944	0.613
	N	14	14	14	14	14	12	14	14	14	14	14
			**	-		**			**	*-	**-	**-
Vdf	Correlac	0.521	0.753	0.036	1.000	0.866	0.314	0.144	0.896	0.648	0.718	0.947
	Sig.	0.056	0.005	0.902		0.000	0.321	0.624	0.000	0.012	0.004	0.000
	N	14	14	14	14	14	12	14	14	14	14	14
		**	**		**			-	**	-	**-	**-
Vm	Correlac	0.713	0.882	0.248	0.866	1.000	0.329	0.148	0.994	0.069	0.604	0.767
	Sig.	0.004	0.000	0.393	0.000		0.296	0.614	0.000	0.814	0.022	0.001
	N	14	14	14	14	14	12	14	14	14	14	14
				-				-		-	-	
ITV	Correlac	0.039	0.513	0.129	0.314	0.329	1.000	0.341	0.317	0.375	0.456	-0.289
	Sig.	0.904	0.088	0.689	0.321	0.296		0.277	0.315	0.229	0.136	0.362
	N	12	12	12	12	12	12	12	12	12	12	12
						-	-					-
TAC	Correlac	-0.456	-0.124	0.166	0.144	0.148	0.341	1.000	-0.074	0.000	0.397	0.244
	Sig.	0.101	0.700	0.571	0.624	0.614	0.277		0.801	0.999	0.159	0.401
	N	14	14	14	14	14	12	14	14	14	14	14
		**	**		**	**		-		*-	**-	**-
Tpvm	Correlac	0.676	0.857	0.250	0.896	0.994	0.317	0.074	1.000	0.546	0.656	0.828
	Sig.	0.008	0.000	0.388	0.000	0.000	0.315	0.801		0.043	0.011	0.000
	N	14	14	14	14	14	12	14	14	14	14	14
		-	-	-	*-	-	-		*-		**	**
S/D	Correlac	0.120	0.493	0.090	0.648	0.69	0.375	0.000	0.546	1.000	0.921	0.727
	Sig.	0.682	0.103	0.759	0.012	0.814	0.229	0.999	0.043		0.000	0.003
	N	14	14	14	14	14	12	14	14	14	14	14
			-		**-	**-	-		**-	**		**
IP	Correlac	0.250	0.074	0.021	0.718	0.604	0.456	0.397	0.656	0.921	1.000	0.811
	Sig.	0.388	0.801	0.944	0.004	0.022	0.136	0.591	0.011	0.000		0.000
	N	14	14	14	14	14	12	14	14	14	14	14
		-			**-	**-	-	-	**-	**	**	
IR	Correlac	0.392	-0.590	0.148	0.947	0.767	0.289	0.244	0.828	0.727	0.811	1.000
	Sig.	0.165	0.054	0.613	0.000	0.001	0.362	0.401	0.000	0.003	0.000	
	N	14	14	14	14	14	12	14	14	14	14	14

Diám, diámetro (cm); **VF,** volumen de flujo (ml/min); **Vs**, velocidad sistólica (cm/s); **Vdf**, velocidad diastólica final (cm/s); **Vm**, velocidad diastólica media (cm/s); **ITV**, integral de la velocidad en el tiempo (cm); **TAC**, tiempo de aceleración (s); **TPVM**, velocidad media en intervalo de tiempo (cm/s); **S/D,** ratio sístole / diástole; **IP,** índice de pulsatilidad; **IR,** índice de resistividad.

* La correlación es significante al nivel 0,05 (bilateral)

** La correlación es significativa al nivel 0,01 (bilateral)

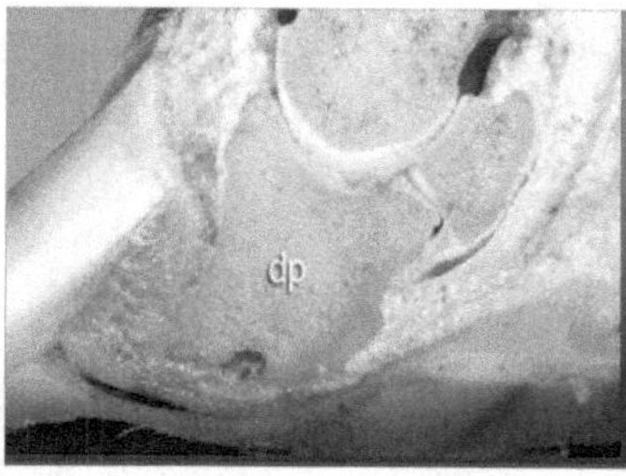

DISCUSIÓN

En el presente trabajo, se realizó un estudio comparativo del flujo de la arteria digital palmar en la zona latero-palmar de la articulación metacarpofalangiana mediante UTD en caballos sanos (Grupo I), caballos enfermos con alto riesgo de endotoxemia (Grupo II) y caballos con laminitis (Grupo III). Los Grupos II y III, se dividieron en subgrupos en función de la presencia o no de pulso digital en el caso del Grupo II, y de la existencia o no de cambios radiológicos en el Grupo III. El estudio incluyó tanto la evaluación de aspectos cuantitativos del flujo arterial como la de aspectos cualitativos (morfología del espectro). En todos los caballos se evaluaron únicamente ambas extremidades anteriores, habiendo sido seleccionadas como extremidades representativas en los caballos sanos (Grupo I) y por ser las extremidades afectadas en los caballos enfermos (Grupo II) y en los caballos con laminitis (Grupo III).

La laminitis, es una enfermedad de etiología diversa en la que se produce la separación de las láminas de la pared del casco. La fase de desarrollo de la enfermedad, precede a la aparición de los signos clínicos y al dolor en el pie[67]. A pesar de su variada etiología destacan por su mayor incidencia las enfermedades que cursan con endotoxemia (síndrome de abdomen agudo, metritis, problemas respiratorios, renales...) y alteraciones en la alimentación debido a una sobrecarga por carbohidratos[67]. Todos los animales incluidos en este estudio con laminitis (Grupo III), desarrollaron la enfermedad a consecuencia de las principales etiologías de laminitis.

1. VARIABLES CUANTITATIVAS CARACTERÍSTICAS DEL ANIMAL Y DE SU ESTADO HEMODINÁMICO

Todos los animales que formaron parte de este estudio, fueron seleccionados de manera aleatoria para las variables **Edad** y **Peso**. Es por ello que no existieron diferencias significativas para estas variables entre los grupos y subgrupos. Estos resultados coinciden con la literatura en que la selección de los animales para los estudios de investigación es preferible realizarla de manera aleatoria, fijando unos parámetros básicos para que los resultados sean concluyentes en función de un grupo poblacional[157]. En el estudio de correlación entre estas variables y las del estado hemodinámico, únicamente se observó que en el grupo de caballos con laminitis (Grupo III) los caballos de mayor edad poseían una menor Ps. No existen estudios en équidos que correlacionen estos parámetros en pacientes con laminitis por lo que es difícil saber lo que ocasionó en este estudio la correlación negativa entre la edad y la Ps, siendo por ello necesarios más estudios para esclarecer dicha correlación. También cabe considerar la posibilidad de un error estadístico tipo I (azar) o tipo II (insuficiente tamaño de muestra).

La **FC**, es el parámetro que nos determina el número de latidos del corazón por unidad de tiempo, es por ello que su valor se puede ver condicionado por cualquier alteración cardiovascular[62]. Al comparar los resultados obtenidos en los distintos grupos y subgrupos en este estudio, se observó que existieron diferencias significativas entre el grupo de caballos con laminitis con cambios radiológicos (Grupo IIIB) (59 ± 17,96 lpm) y el grupo de caballos sanos (Grupo I) (39,56 ± 7,33 lpm). Y en la comparación entre subgrupos, también se hallaron diferencias significativas entre los caballos del Grupo IIIB (59 ± 17.96 lpm) y los caballos del Grupo IIIA (52.75 ± 12.32 lpm). Estos resultados coinciden con la literatura[158,1] ya que los animales con laminitis clínica poseen mucho dolor y la fisiopatología de este proceso produce numerosos efectos cardiovasculares tales como: taquicardia, aumento del volumen sistólico y aumento de la presión arterial media. En cuanto a los valores medios de FC en caballos sanos, 28-40 lpm descritos en la literatura[62] coinciden con lo hallado en este estudio para este tipo de caballos (Grupo I). Los resultados obtenidos en el grupo de caballos enfermos (Grupo II) también coinciden con la literatura[62] en los valores medios obtenidos (>40 ppm) y en la fisiopatología del dolor anteriormente expuesta. En el grupo de caballos con laminitis y dado que existieron diferencias significativas entre los subgrupos, se analizaron los resultados obtenidos por separado. En los caballos con laminitis sin cambios radiológicos (Grupo IIIA), los resultados de nuestro estudio (52.75±12.32 lpm) son similares a lo hallado en literatura[20,62] dado que en la etapa de desarrollo de la enfermedad, el aumento de la frecuencia cardiaca surge como mecanismo compensatorio a la disminución del volumen plasmático y de los niveles de Na, K y Cl, que se producen como causa de los trastornos digestivos, acidosis y endotoxemia que en la mayoría de los casos acompañan a la enfermedad. Frente a esta pérdida de volumen plasmático que se corresponde con una disminución de la presión venosa central, debido a una disminución del retorno venoso, el organismo trata de compensarla aumentando la frecuencia cardiaca. Respecto a los resultados obtenidos en este estudio en el grupo de caballos con laminitis con cambios radiológicos (Grupo IIIB) fueron mayores (59±17.96 lpm). Los casos más crónicos de enfermedad[20,62], la respuesta simpático-adrenal originada por el dolor del pie es mucho más potente, siendo ésta responsable de la vasoconstricción y de un aumento de la resistencia periférica. Este fenómeno, magnifica la isquemia con producción de dolor cerrando así el círculo de la hipertensión con un importante aumento del gasto cardíaco[62].

Los parámetros sanguíneos de **Hcto** y **PT** son un valor objetivo importante que junto con la observación clínica del paciente nos ofrecen una información muy valiosa sobre el estado de hidratación del animal[20]. En este estudio, se obtuvieron valores de estos dos parámetros para todos los animales de los diferentes grupos y subgrupos aunque no se obtuvieron diferencias significativas entre ellos. En cuanto a los valores medios de **Hcto** (36.78±4.96 %) y **PT** (7.03±0.37 gr/dl) hallados para los caballos sanos (Grupo I) se situaron en el rango descrito en la literatura[20]. En el grupo caballos enfermos (Grupo II), los valores del Hcto también coincidieron con los rangos descritos en la literatura[20] (39.11±7.69 %) y se hallaron influencias directamente proporcionales de esta variable con las variables hemodinámicas Pd y Pm. En équidos, no existen estudios al respecto, pero coincidimos con la literatura en humana en que cuando aumenta el Hcto, las células aparecen más densamente agrupadas en los vasos formando una estructura más homogénea que aumenta la viscosidad de la sangre y disminuye en algunos casos la impedancia arterial fundamentalmente en fase diastólica produciendo un incremento de la presión sistémica[159]. En el estudio de la variable PT, también coincidimos con la literatura[20] en los resultados obtenidos (7.14±1.02 gr/dl) en el grupo de caballos enfermos (Grupo II). Respecto a los resultados obtenidos en el grupo de caballos con laminitis (Grupo III) para estas dos variables (37.86±5.55 % y 7.22±0.54 gr/dl) no existen resultados comparables en literatura. Es por ello que es muy importante para un estudio de UTD[7], tener en cuenta las variables hemodinámicas del animal para que los resultados obtenidos sean fiables y evitar así posibles fuentes de error[158].

La **presión arterial sistémica** es la presión que ejerce la sangre contra la pared de las arterias y posee tres componentes: presión sistólica (Ps), presión diastólica (Pd) y presión media (Pm). Es imprescindible para facilitar la circulación de la sangre por los vasos sanguíneos y el aporte de oxígeno y nutrientes a todos los órganos del cuerpo siendo una variable dependiente ante cualquier alteración cardiovascular[1]. Existen numerosos métodos para la determinación de presión arterial sanguínea[48]. En este trabajo, las mediciones de presión arterial sistémica se realizaron de forma indirecta mediante el método oscilométrico. A pesar de los resultados ligeramente más bajos que se obtienen fundamentalmente en animales hipotensos mediante este método, coincidimos con la literatura en que es un método mucho menos invasivo para este tipo de estudios lo cual favorece una mayor precisión en los resultados duplex-Doppler al mismo tiempo que ofrece alta fiabilidad en los resultados de presión arterial sistémica en caballos normotensos o hipertensos como es nuestro caso[160]. En este estudio, no se hallaron diferencias significativas para ninguna de las variables de presión arterial sistémica (Ps, Pd y Pm) entre los caballos sanos (Grupo I) y el resto de los grupos. Respecto a la comparación entre los subgrupos, únicamente en el grupo de animales con laminitis (Grupo III) los resultados obtenidos de Ps y Pm fueron significativamente mayores entre los caballos del Grupo IIIB (153.21±34.63 mmHg y 123.63±28.31 mmHg) y los del Grupo IIIA (125.91±7.11 mmHg y 96.66±8.02 mmHg). Coincidimos con la literatura[20,48] en que los caballos con laminitis crónica poseen mayores Ps y Pm que el resto de los caballos. Una de las causas del incremento en las presiones sistémicas, es el aumento de la FC mantenida en el tiempo producida por el dolor de la enfermedad, que a largo plazo produce un aumento del tono simpático y en consecuencia del tono vascular afectando al resto de variables vasculares[102,163]. En cuanto a los valores de presiones arteriales sistémicas (Ps, Pd y Pm) hallados en nuestro estudio para los caballos sanos (Grupo I), se corresponden con los valores de Ps (118±13.3 mmHg), Pd (69.7±13.8 mmHg) y Pm (92.5±13.5 mmHg) descritos para caballos sanos en la literatura[48,58]. La obtención de estos resultados de presión arterial sistémica en el grupo de caballos sanos, fue muy importante para poder establecerlos como grupo control. En el estudio de Jonson et al., 1976 realizado en 456 caballos Pura Sangre Inglés sanos, se halló una incidencia de un 20.4% de caballos hipertensos, y de ahí la importancia de tener en cuenta esta medida al realizar los estudios UTD para no incurrir en falsos resultados. Cabe destacar, que en los estudios publicados hasta el momento de UTD en arteria digital palmar en caballos sanos[14,16,17,70,145,152] caballos endotoxémicos[156] y caballos con laminitis o pododermatitis[19], esta premisa tan importante no fue tenida en cuenta. Respecto a las correlaciones halladas en este estudio para las variables de presión sistémica (Ps, Pd y Pm) en el grupo de caballos sanos (Grupo I), todas tuvieron correlaciones directamente proporcionales entre sí, siendo la mayor relación entre la Ps y la Pm. Esta correlación es debida a que todos los valores de presión sistémica dependen fundamentalmente del volumen de eyección, distensibilidad, resistencia vascular, volemia y gasto cardiaco[163]. En el grupo de caballos enfermos (Grupo II), los valores de Ps (133.03±18.54 mmHg), Pd (78.62±15.25 mmHg) y Pm (97.50±17.40 mmHg) hallados en este estudio, coinciden con la literatura[48,60] en ser valores relativamente superiores a los hallados en animales sanos, sobre todo la Ps. Sin embargo, no existen estudios en équidos estableciendo rangos de valores de presión sistémica en función de las características de enfermedad. Respecto a las correlaciones obtenidas para estas variables con el resto de variables hemodinámicas en el grupo de caballos enfermos (Grupo II), todos los valores de presión sistémica tuvieron correlaciones directamente proporcionales entre sí, siendo la mayor relación entre la Pd y la Pm. En el grupo de caballos con laminitis (Grupo III) debido a que se obtuvieron diferencias significativas entre los subgrupos para la Ps y Pm, los resultados de cada variable fueron analizados por separado. Los resultados obtenidos de Ps en el grupo de caballos con laminitis sin cambios radiológicos (Grupo IIIA) (125.91±7.11 mmHg) son similares a los obtenidos por la literatura[48]. Las correlaciones obtenidas con las variables hemodinámicas para la Ps en el Grupo IIIA, fueron con las variables FC y Hcto, debido a los mecanismos compensatorios de la Presión venosa central y a la disminución del retorno venoso[20]. Respecto a los resultados obtenidos en el grupo de caballos con laminitis con cambios radiológicos (Grupo IIIB) fueron mucho mayores (153.21±34.63 mmHg) al igual que lo descrito hasta el momento[48], donde los casos más crónicos la hipertensión es mayor y más duradera en el tiempo debido a los desórdenes metabólicos generalizados[63]. En los casos donde la Ps superó valores de 200 mmHg, el pronóstico fue mucho más grave[60]. En este Grupo IIIB, la única correlación significativa entre la Ps y el resto de variables hemodinámicas fue con la Pd, reafirmando así lo descrito en la literatura donde se cita que la resistividad y la distensibilidad se ven reflejados en los valores de Pd [124]. En el estudio de Pd en el grupo de caballos con laminitis (Grupo III), los resultados obtenidos para los caballos con laminitis (Grupo III) (91.70±23.17 mmHg) también coinciden con lo descrito hasta el momento[48]. Respecto a las correlaciones obtenidas para esta variable, cabe destacar que fue muy alta con la Ps y Pm lo cual testifica el estado de hipertensión sistémica que sufren los caballos en casos de laminitis clínica[164]. En cuanto a los resultados obtenidos de Pm fueron significativamente mayores en el grupo de caballos con laminitis con cambios radiológicos (Grupo IIIB) (123.63±28.31 mmHg) que en el grupo de caballos con laminitis sin cambios radiológicos (Grupo IIIA) (96.66±8.02 mmHg). No existen datos en la literatura para esta variable en caballos con laminitis y no existieron correlaciones con el resto de variables hemodinámicas.

2. EXAMEN ULTRASONOGRÁFICO DOPPLER

La UTD es un método idóneo para realizar mediciones del flujo sanguíneo mediante un sistema doble que está compuesto de un "scanner modo B" y de un flujómetro Doppler pulsado. Por ello, recibe el nombre de duplex Doppler o ultrasonografía transcutánea Doppler[109]. Esta combinación de sistemas, nos permite obtener simultáneamente información anatómica con una imagen en tiempo real (modo B) e información funcional referente al flujo sanguíneo (modo Doppler)[40]. El análisis morfológico y funcional del espectro Doppler del flujo sanguíneo es de gran importancia puesto que la interpretación y su estudio pueden ayudar a determinar patologías cardiovasculares[110]. Es por ello, que la UTD es una técnica muy adaptada a medicina humana debido a su carácter sensible, no invasivo y relativamente de bajo coste en la evaluación de enfermedades cardiovasculares: alteraciones en arterias carótidas y otros vasos periféricos basándose en cambios de velocidad de flujo[99,110]; valoración del grado de estenosis arterial cuantificando valores de velocidad sistólica[111,112] e identificación de patrones de flujo sanguíneo anormal[8,113,114,165,166]. En medicina veterinaria, su adaptación a la clínica ha sido más tardía quedando demostrada su utilidad y correlatividad en resultados frente a otros métodos invasivos de medición de flujo sanguíneo periférico en varios estudios: en cerdos, mediante inyección de agentes vasoactivos, y observando que el flujo de la arteria femoral puede ser cuantificado de manera igualmente significativa mediante ultrasonografía transcutánea Doppler y mediante la "transit time flow-probe"[4] y en perros mediante la realización de mediciones del flujo sanguíneo esplénico[115]. Sin embargo, en équidos todavía no existen estudios suficientes para convertirlo en un método diagnóstico y pronóstico, en los casos de enfermedades sistémicas con alta carga en el sistema vascular, o más directamente en enfermedades que afecten directamente a las extremidades como la laminitis. La evaluación del flujo arterial periférico mediante UTD está basada en la integral de la velocidad del flujo, el diámetro del vaso y la frecuencia cardiaca[36,117]. Los índices de resistividad [40,118, 119, 120, 121] y pulsatilidad[115,122] son frecuentemente usados para obtener información sobre resistencia vascular arterial al flujo sanguíneo en el punto de muestra.

En el presente estudio, se evaluaron mediante UTD tanto las características del espectro como los parámetros cuantitativos para una muestra de volumen de flujo situado en el centro de la arteria digital palmar estandarizado en 0.6mm. Teóricamente, se debería utilizar un volumen de muestra que ocupe todo el diámetro del vaso, puesto que el volumen de muestra que excluye el flujo de baja velocidad el cual está adyacente a la pared del vaso, podría sobrestimar el volumen de flujo. Sin embargo, estudios previos no han demostrado diferencias entre dicho método y otros que usan distintos volúmenes de muestra[4]. Además, los métodos que utilizan grandes volúmenes como el método de insonación del vaso son más complejos, puesto que la señal Doppler es interferida por el movimiento de la pared del vaso o por estructuras adyacentes como las venas[31]. Respecto ángulo utilizado en este trabajo, para evaluar el flujo en la arteria digital palmar y siguiendo las recomendaciones de estudios previos realizados en animales[4,107,141] y seres humanos[106, 61, 167] fue siempre menor de 60º alineándolo con respecto al flujo. Este ángulo, permitía visualizar el eje largo del vaso y establecer medidas precisas de velocidad. Cabe destacar la importancia de que el ángulo en todos los registros fuera menor a 60º, porque según la fórmula de cálculo de la velocidad Doppler (V doppler = Fr x C / 2 F x cos θ Fr, cambio de frecuencia; C,velocidad de ultrasonidos en tejidos (1560 m/s); F, frecuencia inicial transmitida; θ, ángulo de incidencia) cuanto mayor sea el ángulo entre el haz de ultrasonidos y la inclinación del vaso, por tanto la dirección del flujo sanguíneo, el coseno del mismo más se acercará a cero y por tanto, la velocidad será menor[168].

Las fuentes de variabilidad en las mediciones mediante UTD han sido descritas en humana[31,61 106,169] dividiéndolas en tres categorías: factores intrínsecos al vaso estudiado, variaciones atribuibles al equipo de ultrasonográfico (frecuencia, ángulo de medida) y factores relativos al examen técnico (tipo de ultrasonidos, movimiento de la persona, examinador...). Teniendo en cuenta todas estas fuentes posibles de error en este estudio, se minimizaron al máximo: todos los exámenes se realizaron en la misma sala (potro de exploración), misma hora para no interferir con el efecto post-pandrial[151] y misma temperatura (21-25º) en igualdad de condiciones para todos los animales (sin sedación y en estado tranquilo)[147]. Igualmente, los exámenes fueron realizados por el mismo equipo investigador, en el aspecto latero-palmar de la articulación metacarpofalangiana con un ángulo Doppler menor a 60º [19] y con una correcta colocación de las 4 extremidades (reparto homogéneo del peso) durante todo el estudio[147]. Dado que la mayoría de los fármacos recomendados en las terapias antiendotóxicas y de laminitis influyen sobre la hemodinámica del flujo el presente estudio se realizó en caballos sanos, enfermos y con laminitis sin medicación previa.

Existen varios estudios en los que se ha realizado UTD en caballos sanos: fijando los parámetros básicos de estudio y características del flujo periférico[145], en caballos con vasodilatadores[145], comparativos respecto a un estado postpandrial[55] y valorando la influencia del apoyo de peso en una extremidad[151]. Cabe destacar que únicamente existen dos estudios en los que se han evaluado los parámetros relacionados con el flujo sanguíneo de la arteria digital palmar en caballos enfermos: el estudio de Menzies-Gow y cols.,[156] donde se evalúa el flujo digital y la concentración de endotelina plasmática en caballos endotoxémicos y el estudio comparativo de Wongumnuaykuly cols.,[19] donde se evalúa el flujo digital en caballos con laminitis o pododermatitis séptica. En los estudios realizados hasta el momento de UTD en caballos enfermos en ninguno se ha tenido en cuenta la presión arterial sistémica de los animales en el momento del estudio siendo ésta una de las premisas más importantes para poder confirmar y evaluar las características del flujo tal y como se realiza en medicina humana[151]. Cabe destacar, que en este estudio a diferencia de los realizados hasta el momento sobre UTD en la arteria digital palmar en équidos, además de la presión arterial sistémica (Ps, Pd y Pm), se han tenido en cuenta variables propias de cada animal (Edad y Peso), significativas del estado hemodinámico en el momento del examen (FC, Hcto, PT), todas las variables cuantitativas significativas para un examen Doppler completo (Diám, VF, Vs, Vdf, Vd1, Vd2, Vd3, Vd4, Vdm, ITV, TAC, TPVM, S/D, IP, IR) y se han evaluado de manera independiente los resultados cualitativos obtenidos de la morfología del espectro para cada caballo dentro de su subgrupo o grupo.

Tal y como se ha detallado anteriormente, en este estudio, se han establecido tres grupos de trabajo, uno de animales sanos (Grupo I), otro de animales enfermos (Grupo II) y otro de animales con laminitis (Grupo III) en los que se ha realizado el examen UTD en las extremidades anteriores. Los resultados estadísticos indican, que para todos los animales de los distintos grupos no existieron diferencias estadísticamente significativas entre la extremidad derecha e izquierda en las variables cuantitativas estudiadas. En este aspecto, coincidimos con lo publicado hasta el momento por Hoffman y cols[151]., y Raisis y col.,[147] en sus respectivos trabajos. Es por ello, que la discusión acerca de los resultados cuantitativos y morfología del espectro se realizó de manera conjunta para ambas extremidades anteriores.

2.1. Diámetro de la arteria digital palmar (Diám)

La medida del diámetro de la arteria digital palmar se realizó en modo bidimensional o 2D durante tres veces consecutivas y posteriormente se calculó la media para minimizar la variación tanto para este parámetro como para el posterior cálculo del VF[151]. En el presente estudio se observó que el Diám de la arteria digital palmar lateral fue significativamente mayor en el grupo de caballos con laminitis (Grupo III) que en el grupo de caballos enfermos (Grupo II). Este resultado, coincide con lo hallado en los 2 únicos estudios realizados en caballos endotoxémicos[156] y en caballos con laminitis o pododermatitis[19] donde se observa un mayor diámetro de la arteria en animales con endotoxemia y laminitis clínica en comparación con caballos sanos. Estos resultados difieren de un estudio[170] realizado con fluometría Doppler láser en caballos con laminitis causada por extracto de nuez negra, donde el flujo microvascular laminar aparecía disminuido una vez manifiesta la enfermedad, sin embargo en otros estudios basados en la misma técnica[3,171] coincidimos en un incremento del diámetro y del volumen de flujo una vez instaurada clínicamente la enfermedad. En lo que se refiere a la comparación entre subgrupos, el Diám fue significativamente mayor en los caballos enfermos con pulso digital (Grupo IIB) en relación a los caballos enfermos sin pulso digital (Grupo IIA) coincidiendo así con la literatura[156], en que la aparición de pulso digital o mayor temperatura en el casco en los caballos endotoxémicos se relaciona con un incremento del diámetro y estos signos son buenos indicadores del estado de perfusión digital.

En cuanto a resultados obtenidos para la variable Diám en el grupo de caballos sanos (Grupo I), coinciden con los hallados por algunos autores[156,163] pero no coinciden con el estudio de[19], donde los resultados del Diám para los caballos sanos en la misma zona de examen fueron mucho mayores, pudiendo ser ésta una de las causas de la variabilidad hallada por este autor en los patrones del espectro Doppler en este grupo de animales. Cabe destacar que a pesar de los estudios duplex-Doppler existentes en la arteria digital palmar en caballos, en muchos de ellos el Diám no fue una variable estudiada[55,147,164]. En este grupo (Grupo I), se observó una correlación significativamente alta del Diám con la variable VF. Esta correlación es lógica dado que el volumen de flujo se calcula a partir de la ecuación VF= FC x ITV x ADP donde ITV, es la integral de velocidad en el tiempo y ADP, es el área de la arteria digital palmar. Así mismo, el área de la arteria está relacionada con las medidas del diámetro de la misma, ya que la fórmula es, $ADP=\pi (D/2)^2$ [31,167,172].

En el grupo de caballos enfermos (Grupo II), los valores de Diám de la arteria digital palmar fueron mayores que en los animes sanos y coinciden con el único estudio hallado en la literatura para este grupo de animales[156]. En el grupo de caballos enfermos sin pulso digital (Grupo IIA), se obtuvo una correlación significativamente negativa con el TAC. Este hallazgo, puede tener su explicación en que en los animales enfermos con alto riesgo de endotoxemia se producen alteraciones hematológicas y bioquímicas donde se activa el sistema mononuclear fagocítico, células endoteliales, plaquetas y se liberan mediadores de la inflamación[156]. Toda esta cascada de mecanismos puede desarrollar pequeños microtrombos en la dermis laminar originando una disminución del TAC[3]. En el grupo de de caballos enfermos con pulso digital (Grupo IIB), se obtuvieron correlaciones significativamente positivas con el VF y la Vs, siendo este resultado lógico por la correlación manifiesta en la fórmula para el cálculo del VF[31,167,172].

En el grupo de caballos con laminitis (Grupo III), los valores obtenidos de la variable Diám fueron mucho mayores que los de los animes sanos (Grupo I) coincidiendo con el único estudio hallado en la literatura para este grupo de animales[19]. En cuanto a las correlaciones significativamente positivas obtenidas con el resto de variables fueron con PT, VF, Vd2 y TPVM excepto para la variable IP con la que se obtuvo una correlación negativa. Como anteriormente hemos comentado el Diám y el VF se encuentran siempre altamente relacionados debido a la relación matemática existente en el cálculo del VF[31,167,172]. En el caso de la correlación negativa con el IP, esta variable está relacionada con la resistencia vascular periférica[167], por lo que una disminución de dicho parámetro en función del aumento del calibre de la arteria es lógica. Respecto a las relaciones positivas obtenidas con la Vd2 TPVM en función de un aumento del Diám, coincidimos con la literatura en que la disminución de la resistencia periférica produce un aumento en los picos positivos de velocidades de flujo y una disminución del pico retrógrado [173]. Respecto a la relación positiva hallada entre el Diám y las PT, puede ser debida a la cascada inflamatoria que se desarrolla en los animales de este grupo[20] y que a su vez produce un mayor diámetro de la arteria digital palmar.

2.2. Morfología del espectro Doppler

El significado de la palabra espectro, proviene del latín y significa imagen. Es por ello, que la morfología del espectro Doppler se podría definir como la imagen de las frecuencias del Doppler generadas por las células de la sangre en movimiento[2]. Se representa a modo de gráfico mostrando las frecuencias Doppler en una pequeña área del vaso en un corto periodo de tiempo. Cada arteria, posee unas características del espectro Doppler específicas en función de su flujo, lo cual viene determinado por los requerimientos de los órganos o tejidos a los que irrigan[26]. Cuando este flujo se produce de manera ordenada siendo la velocidad de la sangre que fluye por el centro del vaso mayor que la que fluye por la periferia, este flujo se denomina laminar porque el movimiento de la sangre se produce en líneas paralelas[2,8]. En este tipo de flujo, la mayoría de las células sanguíneas se mueven a una velocidad uniforme y esto en el espectro Doppler se manifiesta como una fina línea hiperecogénica que delimita un espacio hipoecogénico denominado ventana espectral. En cambio, cuando el flujo es más desordenado y menos uniforme se denomina flujo turbulento. En este tipo de flujo, las células se mueven a muy distintas velocidades lo cual se manifiesta en el espectro Doppler con un llenado de la ventana espectral[2,8]. A menudo, este flujo turbulento puede ser indicativo de enfermedad vascular aunque también puede aparecer en vasos normales como es el caso de la arteria digital palmar en caballos sanos[145]. A la hora de describir la morfología del espectro, también es importante definir el tipo de patrón de flujo de cada arteria a través de las características de resistencia o pulsatilidad que posea. En general, los patrones de flujo se definen como de baja, media o alta resistencia. Las características generales de un patrón de baja resistencia es un ancho pico sistólico seguido de una fase diastólica continua y positiva. Un patrón de resistencia media tiene características intermedias entre el patrón de baja y alta resistencia caracterizándose en general por un pico sistólico más alto y afilado seguido de una fase diastólica continua y positiva. En cuanto a los patrones de alta resistencia, su pico sistólico es alto y presenta un pico reverso o anterógrado en la fase diastólica temprana y un pico diastólico o retrógrado en la fase diastólica tardía. Es por todo ello, que para realizar un correcto diagnóstico clínico vascular muy importante identificar el tipo de flujo y las características del patrón vascular[2,8]. Cabe destacar, que en la literatura descrita hasta la actualidad en flujo periférico en équidos, se concede poca importancia al estudio morfológico del espectro 55,140,145,147,151,156,163,164,165.

2.2.1. Comparación entre grupos

De este estudio se desprende que en todos los grupos, existió una relación inversamente proporcional aunque no estadísticamente significativa entre la frecuencia cardíaca y el número picos diastólicos, ya que los animales con mayor frecuencia cardiaca poseían menor número de picos diastólicos. Este resultado coincide con la literatura[145] y es consecuencia de que un aumento de frecuencia cardiaca produce un acortamiento entre cada ciclo disminuyendo el tiempo para la fase diastólica y en consecuencia produciéndose un menor número de picos diastólicos. Existe otra relación destacable no estadísticamente significativa y que no se pudo comparar con la literatura, que determina que los caballos con mayores presiones arteriales sistólicas, frecuencias de pulso, y velocidades sistólicas poseían una mayor fase descendente del pico sistólico que en los caballos donde estos parámetros hemodinámicos eran menores. Este incremento de la fase descendente del pico sistólico sin llegar a producirse un flujo retrógrado en la fase diastólica temprana, sugiere un cambio de patrón de flujo de baja a media resistencia directamente proporcional al incremento de las variables hemodinámicas mencionadas que a su vez determinan el estado de resistencia vascular del animal.

2.2.2. Caballos sanos (Grupo I)

En este grupo, el espectro Doppler en un 100% de los casos estaba representado por un tipo de flujo no laminar. Caracterizado por un pico sistólico positivo, seguido de 2, 3 ó 4 ondas diastólicas también positivas (Patrón 1). En un 100% de los casos apareció un pico sistólico positivo y en cuanto a la frecuencia de los picos diastólicos, se observaron 3 en un 50% de los caballos, 4 en un 30% y 2 en un 20% de los mismos. Como se observó en otros estudios realizados en seres humanos[167], caballos[145] y perros[107] en los cuales se evaluó el flujo sanguíneo en arterias periféricas, los múltiples picos diastólicos aparecieron relacionados con bradicardia y arritmia sinusal, quedándose reducida progresivamente la velocidad de los mismos a lo largo de la fase diastólica en la mayoría de los casos. Se considera que durante un gran intervalo diastólico existente entre los ciclos cardíacos, se genera un gran volumen sanguíneo ventricular que al ser eyectado en la sístole, ocasiona pulsaciones sistólicas arteriales que no son capaces de entrar en los vasos de alta resistencia, siendo reflejadas y sumadas a las ondas de presión arterial sistémica resultando en fluctuaciones arteriales de elevada presión, que en el Doppler espectral aparecen como múltiples picos diastólicos oscilantes que presentan velocidades gradualmente menores hasta iniciar el siguiente pico sistólico[107,145,167]. Además, todas estas características de la fase diastólica son probablemente debidas también a la baja frecuencia cardiaca de los équidos en comparación con los humanos[164]. Respecto al tipo de patrón de flujo en el grupo de caballos sanos (Grupo I), los resultados obtenidos en este estudio coinciden con lo descrito en la literatura[145,147] que lo describen como un patrón de baja resistencia. Sin embargo, no coincidimos con lo descrito por Wongaumnuaykul y cols.,[19], donde se describe que los caballos clínicamente sanos pueden tener diferentes características morfológicas del espectro, pudiendo tener tanto un patrón de alta como de baja resistencia. Atribuyen estos resultados a posibles factores fuentes de error como la excitabilidad del paciente y la variabilidad individual. En el trabajo anteriormente descrito, muchos factores fuentes de error fueron controlados (aparato, investigador y zona del examen) pero factores como la frecuencia cardíaca, hemograma sanguíneo, hora del examen, sala de realización del examen y temperatura de la misma no fueron tenidos en cuenta, provocando quizás la aparición de diferentes tipos de flujo en caballos sanos. Así mismo, tal y como demuestra[151] el control de la presión arterial sistémica es muy importante para corroborar el perfecto estado vascular del animal en el momento del examen UTD. En los trabajos realizados hasta el momento en caballos no sanos[19,156], las presiones arteriales sistémicas no fueron valoradas para establecer el grupo control, pudiendo haber introducido en este grupo, caballos con alteraciones de presión sistémica y pudiendo ser ésta una de las posibles causas de haber obtenido patrones de alta resistencia en caballos sanos.

2.2.3. Caballos con enfermedades predisponentes a laminitis (Grupo II)

En el presente estudio, el espectro Doppler de los caballos enfermos en un 100% de los casos estaba representado por un tipo de flujo no laminar. Las diferencias en las características del espectro se vieron reflejadas en los subgrupos influenciadas por la existencia o no de pulso digital.

En el grupo de caballos con enfermedades predisponentes a laminitis sin pulso digital (Grupo IIA), el espectro Doppler estaba caracterizado por un pico sistólico positivo, seguido de 2 o 3 ondas diastólicas también positivas. En un 100% de los casos apareció un pico sistólico positivo y en cuanto a la frecuencia de los picos diastólicos, se observaron 3 en un 50% de los caballos y 2 en un 50% de los mismos. En un 90% de los caballos la morfología del espectro coincidía con patrón tipo 1, y en un 10% con un patrón tipo 2. Es perceptible una ligera disminución en el número de total de picos diastólicos por ciclo cardiaco, debido a que en este grupo la media de FC fue considerablemente más alta que en el grupo de caballos sanos (Grupo I)[164] aunque no existieron diferencias estadísticamente significativas entre ambos grupos para esta variable. El patrón tipo 2 que aparece por primera vez en este grupo, se caracteriza por un pico sistólico más prominente que en el patrón 1 con un tiempo de deceleración del pico sistólico más rápido llegando a la línea base. Respecto al tipo de patrón de flujo en el grupo de caballos enfermos (Grupo II), los resultados obtenidos en un 90% de los caballos (patrón 1) fue un patrón baja resistencia y en un 10% de los caballos (patrón 2) de resistencia media. Estos resultados no se pueden comparar con lo descrito en la literatura ya que en el único trabajo en el que se describe las características del flujo digital en caballos clínicamente endotoxémicos[156] se analizaron sólo los resultados cuantitativos de las variables Doppler.

En el grupo de caballos enfermos con enfermedades predisponentes a laminitis con pulso digital (Grupo IIB), el espectro Doppler en un 100% de los casos estaba caracterizado por un prominente sistólico positivo que llega a la línea base, seguido de 1 a 3 ondas diastólicas también positivas (patrón 2). En un 100% de los casos apareció un pico sistólico positivo y en cuanto a la frecuencia de los picos diastólicos, se observaron 2 en un 70% de los caballos y 3 en un 30% de los mismos. En este grupo se hace más acusada la disminución en el número de total de picos diastólicos por ciclo cardiaco, debido a que en este grupo la media de FC fue mayor que en el grupo de caballos enfermos sin pulso digital (Grupo IIA)[164]. El patrón del flujo en este grupo, se caracterizó por ser de resistencia media en todos los caballos. Los resultados obtenidos en este estudio no se pueden comparar con lo descrito en la literatura ya que en el único trabajo en el que se describen las características del flujo digital en caballos clínicamente endotoxémicos[156] se analizaron sólo los resultados cuantitativos de las variables Doppler.

2.2.4. Caballos con laminitis (Grupo III)

En el presente estudio, el espectro Doppler de los caballos con laminitis sin rotación o hundimiento de la tercera falange (Grupo IIIA) estaba representado por un tipo de flujo no laminar en un 80% de los casos y por un flujo laminar en un 20% y en los caballos con rotación o hundimiento de la tercera falange (Grupo IIIB) se halló un flujo laminar en un 100% de los casos. Las diferencias halladas en la morfología del espectro se detallan a continuación para cada subgrupo.

En el grupo de caballos con laminitis sin cambios radiológicos (Grupo IIIA), se observó un patrón 2 en un 80% de los casos, caracterizado por poseer un prominente pico sistólico que en el tiempo de deceleración llega a la línea base seguido de una a tres ondas diastólicas. En el 20% de los caballos restantes, se apreció un patrón 3 caracterizado por un prominente pico sistólico, seguido de una única onda diastólica positiva. Únicamente se observó un pico sistólico positivo en todos los casos y en cuanto a la frecuencia de los picos diastólicos, se observaron 2 en un 80% de los caballos y 1 en un 20% de los mismos. Es perceptible una ligera disminución en el número de total de picos diastólicos por ciclo cardiaco, debido a que en este grupo la media de FC fue considerablemente más alta que en el grupo de caballos sanos (Grupo I) [164]. El patrón del flujo en este grupo, se caracterizó por ser de resistencia media en un 100 % de los caballos. Los resultados obtenidos en este estudio sólo se pueden comparar con lo descrito en la literatura por[19] ya que es el único trabajo en el que se describen las características del flujo digital en caballos con laminitis. En este estudio, además de no haberse tenido en cuenta determinados factores de error, los 12 caballos con pododermatitis y laminitis estudiados fueron seleccionados en función del grado de cojera según la clasificación de Obel[97] lo que supuso que 4 caballos tuviesen un grado 4, 7 un grado 3 y sólo 1 un grado 2 de cojera. Esto supuso una falta de apoyo de peso manifiesta que pudo ser la causa de los espectros de baja y media resistencia hallados en estos caballos a pesar de la enfermedad. Teniendo en cuenta la importancia de una correcta postura para la homogeneidad en el reparto de peso en el examen Doppler[55,147] junto con la no concordancia en la fase de enfermedad[19] (no se realizaron radiografías del casco) pudieron ser éstas algunas de las causas de las discordancias encontradas en la descripción de la morfología del espectro Doppler en caballos con laminitis.

En el grupo de caballos con laminitis con cambios radiológicos (Grupo IIIB), se observó un patrón tipo 4 en un 100% de los casos, caracterizado por poseer un prominente pico sistólico positivo seguido de una onda anterógrada o negativa, que representa la velocidad diastólica temprana y una onda retrógrada positiva que representa la velocidad diastólica tardía. También fue claramente perceptible una ligera disminución en el número de total de picos diastólicos por ciclo cardiaco, debido a que en este grupo la media de FC fue considerablemente más alta que en el grupo de caballos con laminitis sin rotación o hundimiento (Grupo IIIA)[164] existiendo en este caso diferencias estadísticamente significativas entre ambos subgrupos para este variable. El tipo de flujo en este grupo se caracterizó por ser de tipo laminar y el patrón de alta resistencia en un 100% de los casos al igual que el descrito para los grandes vasos de alta presión y gran calibre, como en la arteria femoral [4]. Los resultados obtenidos no coinciden con la literatura[19] por las razones anteriormente expuestas. Estudios análogos en seres humanos [110,111,113], caballos[147,148,149], cerdos[4], y perros[141,155] han mostrado un patrón trifásico de alta resistencia en medianas y grandes arterias como la femoral. En nuestro estudio, este hallazgo es de gran importancia ya que este patrón de flujo ha sido encontrado en una arteria de baja resistencia en todos los caballos con laminitis clínica con cambios radiológicos. Cabe destacar, que en todos los caballos de este subgrupo (Grupo IIIB), las presiones arteriales sistémicas obtenidas fueron sumamente elevadas pudiendo ser ésta una de las causas del patrón de alta pulsatilidad obtenido en estos caballos. Este resultado no es comparable con la literatura de équidos porque no existen estudios al respecto, pero en humana se ha observado que en casos de hipertensión severa y porciones arteriales proximales a estenosis, como es el caso de obstrucciones severas en la carótida interna[2] que en condiciones normales posee un patrón de baja pulsatilidad, éste se convierte en un patrón de alta pulsatilidad. Este cambio en el patrón de flujo, es debido a que cuando la sangre fluye a través de una arteria y aparece un tramo estenosado se produce un aumento de la velocidad en ese momento, reflejándose en un pico sistólico más alto y afilado. Esto produce un menor flujo diastólico debido a que la presión intraarterial es insuficiente para forzar el flujo a través de la válvula ya cerrada pudiendo aparecer en la mayoría de los casos un flujo reverso en la diástole temprana debido a la presión distal existente[2]. En los casos donde la estenosis persiste y aparece una circulación colateral, este incremento de pulsatilidad proximal a estenosis será menor, ya que los vasos colaterales proporcionan una alternativa a la zona estenosada creando nuevas redes capilares que poseen patrones de baja resistencia y disminuyen el nivel de pulsatilidad[2].

3. MODO DOPPLER: VARIABLES CUANTITATIVAS DOPPLER

El **VF** de un vaso se calcula a partir de la ecuación VF= FC x ITV x (π x r^2), donde FC es la frecuencia cardiaca, ITV es la integral de la velocidad en el tiempo y π x r^2 es el área del vaso[31,167, 172]. A su vez, el área del vaso está directamente relacionada con la medidas del diámetro debido a su fórmula: A= π x $(\text{Diám}/2)^2$. En la mayoría de los estudios hallados en literatura se utiliza más el valor del Diám del vaso que el valor del Área cuando se compara con el VF[61,174,175, 176]. En el presente estudio los resultados obtenidos de VF fueron linealmente ascendentes desde el Grupo I hasta el Grupo III aunque estas diferencias no fueron significativas. Este resultado, coincide con la bibliografía[19,156] donde se observó un mayor VF de la arteria digital palmar en estos animales a diferencia del grupo de caballos sanos. Estos resultados coinciden con lo hallado para la variable Diám, debido a la relación directamente proporcional que existe con el VF debido a la fórmula matemática. Cabe destacar, que al igual que para el Diám, estos resultados difieren de un estudio[170] realizado con fluometría Doppler láser en caballos con laminitis experimental provocada por extracto de nuez negra donde el flujo microvascular laminar aparece disminuido una vez aparecida la enfermedad; sin embargo, coincidimos con otros estudios basados en la misma técnica[3,171] en un incremento del flujo una vez instaurada clínicamente la enfermedad.

En el grupo de caballos sanos (Grupo I), los resultados obtenidos para la variable VF, son mayores que los obtenidos por otros autores[19,156,163] probablemente debido a la zona anatómica exacta del examen y la no valoración de la FC ni de las presiones arteriales sistémicas en dichos estudios. En cuanto a las correlaciones significativamente positivas obtenidas en este grupo, fueron con las variables Diám, Ps, Pd, Pm y Vd4, corroborando así la relación matemática existente con la variable Diám y la relación descrita en la literatura[172] donde se muestra que cambios en la presión arterial sistémica están acompañados de cambios en el diámetro o volumen del flujo sanguíneo[177]. Sin embargo en équidos, no existen estudios que verifiquen el efecto de la presión arterial sistémica sobre el VF de la arteria digital palmar.

En el grupo de caballos enfermos (Grupo II) los resultados obtenidos fueron analizados por subgrupos debido a que existieron diferencias significativas entre el subgrupo IIB y IIA siendo menor el VF en este último. Este resultado no es directamente comparable con la literatura[178] debido a que en nuestro estudio no se realizaron mediciones de endotelina-1 (ET-1) para valorar el grado de endotoxemia en el grupo de animales con enfermedades predisponentes a laminitis (Grupo II). En la literatura[156] se describe que en los animales con mayor grado de endotoxemia disminuye el flujo digital debido a una mayor concentración de ET-1 debido a que es un potente vasoconstrictor producido por las células vasculares endoteliales que interactúan con los factores relajantes del endotelio como el óxido nítrico (NO) para mantener un flujo vascular local normal durante los procesos inflamatorios[179,180,181]. La ET-1 en el plasma, está incrementada en ciertas enfermedades asociadas a daño vascular y endotoxemia, aunque el rol concreto que este mediador vascular desempeña en procesos endotoxémicos y laminitis no se encuentra completamente determinado. En nuestro estudio, los caballos enfermos sin pulso digital (Grupo IIA) mostraron una notoria disminución del VF respecto al grupo de caballos sanos (Grupo I) y los caballos enfermos con pulso digital (Grupo IIB) un incremento significativo respecto a los caballos enfermos sin pulso digital (Grupo IIA) y notable respecto a los caballos sanos (Grupo I). Este resultado puede ser debido a que en los caballos enfermos con pulso digital (Grupo IIB) a pesar de un probable incremento en la severidad de la endotoxemia, los procesos de reperfusión mediante la producción de NO y otros mediadores de la inflamación han sido activados debido a la isquemia prolongada[182].

En el grupo de caballos con laminitis (Grupo III), los resultados de la variable VF coinciden con lo hallado en la literatura[19]. En cuanto a las correlaciones obtenidas con el resto de variables Doppler, fueron significativamente positivas con las variables Diám, Vdf, Vm, TPVM y negativas con IP e IR. Las correlaciones positivas observadas, coinciden con la literatura[8,183] donde se describe que tanto un aumento del Diám (debido a la fórmula matemática) como un aumento de variables relacionadas con los valores medios de velocidad producen un incremento del VF[122,141,142]. En cuanto a las correlaciones negativas con los índices indicativos del estado de resistencia vascular periférica, éstos resultados no se pueden comparar con estudios similares en équidos, aunque en humana se describe que un incremento en el diámetro del vaso y por tanto en el VF, puede producir una disminución en estos índices[2,184,185].

A pesar de la existencia de diferencias significativas para la variable VF entre algunos subgrupos (IIA y IIB), la relación directa existente con las variables FC y Diám del vaso supone alta variabilidad en los resultados observados.

La **Vs**, corresponde al máximo flujo de aceleración sanguínea ocurrida durante la eyección del ventrículo izquierdo. En las comparaciones entre grupos, el grupo de caballos enfermos (Grupo II) fue el de mayores Vs, seguido del grupo caballos con laminitis (Grupo III) aunque no existieron diferencias estadísticamente significativas entre ellos. Esto puede ser debido, a que en este grupo de caballos enfermos con enfermedades predisponentes a laminitis (Grupo II), los niveles de ET-1 estarían más elevados pudiendo provocar vasoconstricción periférica y en consecuencia una ligera estenosis de los vasos más distales[156] lo cual conlleva a un incremento de los valores de Vs en el examen Doppler[2].

En el grupo de caballos sanos (Grupo I), los resultados obtenidos respecto a los más recientes hallados en la literatura difieren parcialmente siendo éstos algo más bajos[14,19]. Esta diferencia obtenida en los resultados cuantitativos tanto para esta variable como para el resto de velocidades, puede ser debido a la alta influencia de los factores externos (equipo investigador, equipo de examen, estado del animal...), así como las posibles fuentes de error no contempladas en algunos estudios (estado postural del animal, hora del examen, temperatura de la sala...)[151]. En cuanto a las correlaciones significativas obtenidas para la Vs, fueron con las variables Vdf, Vd1, Vd2, Vd3, Vdm, TPVM e ITV siendo todas ellas positivas. Coincidimos con la literatura[186], en que en las situaciones de menor resistencia periférica las correlaciones entre la Vs y el resto de variables Doppler relacionadas con la velocidad son habituales, lo cual corrobora los resultados hallados en nuestro estudio.

En el grupo de caballos enfermos (Grupo II), los resultados obtenidos no se pueden comparar con la literatura[156] ya que esta variable no fue estudiada. Respecto a las correlaciones significativas con el resto de variables Doppler fueron Vdf, Vd1, Vd2 y TPVM, es decir, muy similares a las halladas en los animales sanos.

En el grupo de caballos con laminitis (Grupo III), los resultados obtenidos de Vs coinciden con los hallados en la literatura para este grupo de animales[19] aunque no se hallaron correlaciones significativas con el resto de variables Doppler.

La falta de diferencias significativas entre los grupos para la variable Doppler Vs, hace suponer que no es un indicador preciso de alteración del flujo periférico.

La **Vdf**, es la mínima aceleración sanguínea ocurrida durante la diástole. En este estudio, no existieron diferencias estadísticamente significativas para los resultados obtenidos entre los distintos grupos. Existe discordancia con lo hallado en literatura[19] donde aparecen diferencias significativas para este parámetro entre los caballos del grupo control y los caballos con pododermatitis séptica y laminitis. A pesar de ello, en este mismo estudio se observa como una vez realizado el tratamiento médico de estos animales la Vdf no fue variando con la mejoría clínica, siendo por ello un parámetro no significativo en valoraciones de evolución clínica[19].

En el grupo de caballos sanos (Grupo I), los resultados obtenidos para la Vdf fueron algo mayores que los hallados en la literatura[19,147] pudiendo ser debido a las diferencias en las premisas establecidas para la selección de los animales sanos como anteriormente se detalló. En cuanto a las correlaciones significativamente positivas obtenidas para esta variable fueron con Vs, Vd1, Vd2, Vd3, Vdm y TPVM y las negativas con S/D, IP e IR. Estas correlaciones coinciden con la literatura[8,106,187] ya que en este grupo las positivas estaban relacionadas con una disminución de la resistencia vascular y las negativas con un incremento de la misma.

En el grupo de caballos enfermos (Grupo II) los resultados obtenidos no se pueden comparables con ningún estudio hallado en la literatura. En cuanto a las correlaciones significativamente positivas obtenidas para la Vdf, fueron con las variables Vs, Vd1, Vd2, Vdm y TPVM y las negativas fueron con S/D, IP e IR. Las correlaciones obtenidas fueron muy similares a las obtenidas en el grupo de caballos sanos, y por lo tanto, relacionadas con cambios en la resistencia vascular [8,106,187].

En el grupo de caballos con laminitis (Grupo III), los resultados obtenidos en nuestro estudio fueron mayores que los hallados en la literatura[19]. En este estudio[19], se observó un incremento progresivo de la Vdf desde los animales sanos, con pododermatitis y alcanzando los mayores valores en los caballos con laminitis. Este resultado pudo ser debido al alto grado de cojera manifiesto por los animales seleccionados y a la falta de apoyo de las extremidades afectadas. Sin embargo, en nuestro estudio la relación para este parámetro fue inversamente proporcional obteniendo el mayor valor para los caballos sanos (Grupo I) y el menor para los caballos con laminitis (Grupo III). Este resultado coincide con la literatura de pacientes humanos donde esta variable tiene una relación inversamente proporcional con el incremento de resistencia vascular[8,106,187]. En cuanto a las correlaciones significativamente positivas obtenidas para la Vdf, fueron con las variables VF, Vd3, Vdm y TPVM y las negativas fueron con IP e IR. Estas correlaciones dejan de manifiesto la relación indirectamente proporcional con las variables indicadoras de resistencia vascular periférica[8].

Teniendo en cuenta los resultados obtenidos para la variable Vdf en los distintos grupos y a pesar de la inexistencia de diferencias significativas entre ellos, cabe destacar que es un buen indicador de cambios de resistencia vascular periférica[8] puesto que se correlacionó adecuadamente con las principales variables asociadas a ella en todos los grupos estudiados.

La **Vd1**, es el reflejo de la máxima aceleración sanguínea ocurrida durante la diástole. En el presente estudio no se observaron diferencias estadísticamente significativas entre los caballos sanos (Grupo I) y el resto de los grupos, aunque cabe destacar una disminución de los valores obtenidos en los Grupos II y III. Coincidimos con la literatura en este resultado ya que, en varios estudios realizados en distintas especies, donde se analizó el Doppler de flujo sanguíneo de la arteria femoral en caballos[147,148,149], ovejas[173] y cerdos[4], se observó que la Vd1 disminuye significativamente en función del incremento de la resistencia vascular periférica y viceversa[122,141,142].

En el grupo de caballos sanos (Grupo I) los valores obtenidos para la variable Vd1 fueron algo mayores que los hallados en el único estudio descrito en la literatura en el que se detallan los valores para esta variable en el misma área de estudio[147]. Estas pequeñas diferencias pueden ser debidas a que a pesar de tratarse de la misma zona, el transductor fue colocado ligeramente más distal que en nuestro caso. Respecto a las correlaciones obtenidas, fueron significativamente positivas con las variables Pm, Vs, Vdf, Vd2, Vd3, Vdm y TPVM y significativamente negativas con S/D, IP e IR. Estos resultados corroboran que Vd1 es directamente proporcional a las variables relacionadas con las velocidades de flujo e inversamente proporcional a la resistencia vascular periférica [122,141,142,147].

En el grupo de caballos enfermos (Grupo II), los resultados obtenidos para la variable Vd1 no se pueden comparar con ningún trabajo de la literatura ya que el único estudio existente en caballos enfermos[156] no realizó mediciones de esta variable. Respecto a las correlaciones obtenidas, fueron muy similares a las halladas en el caso de caballos sanos, siendo significativamente positivas con las variables Vs, Vdf, Vd2, Vd3, Vdm, TAC y TPVM y significativamente negativas con las variables S/D, IP e IR.

En el grupo de caballos con laminitis (Grupo III), los resultados obtenidos para esta variable no se pueden comparar con ningún trabajo de la literatura ya que el único que estudio existente en caballos con laminitis[19] no realizó mediciones de la misma. Respecto a las correlaciones obtenidas para la Vd1, fueron las variables Ps, Pm e ITV. Por lo que podemos decir, que esta variable en el caso de caballos con laminitis no fue un indicador tan claro del estado de resistencia vascular periférica sino más bien del estado hemodinámico general del animal[188].

Por todo ello, la variable Vd1 en caballos sanos y enfermos es un claro indicador del estado de resistencia vascular periférica asociados a una alta actividad metabólica[147], sin embargo, en caballos con laminitis se encuentra muy influenciada por el estado hemodinámico de los animales.

La **Vd2**, **Vd3** y **Vd4**, son las ondas de velocidad posteriores a la máxima aceleración sanguínea Vd1, generadas durante la diástole. En el presente estudio, no se observaron diferencias significativas para las variables Vd2, Vd3 y Vd4 entre los caballos sanos (Grupo I) y el resto de los grupos. Cabe destacar que en todos los casos, el valor de estas variables fue siempre mayor para los animales sanos y fue disminuyendo progresivamente en los caballos enfermos (Grupo II) y con laminitis (Grupo III). Es por ello, que coincidimos con la literatura en que esta disminución de los valores medios de Vd2, Vd3 y Vd4 están relacionados con un aumento en la resistencia vascular periférica[122,141,142].

En el grupo de animales sanos (Grupo I), los resultados obtenidos para la variable Vd2, fueron algo mayores que los descritos en el único estudio hallado en la literatura en el que se describen los valores de Vd2 en al misma área de estudio[147]. Las diferencias observadas, pueden ser debidas a que a pesar de tratarse de la misma zona, el transductor fue colocado ligeramente más distal que en nuestro trabajo[147]. En cambio, los resultados obtenidos en nuestro estudio de las variables Vd3 y Vd4 en este grupo, no se pueden comparar con la literatura porque no existen trabajos al respecto. En cuanto a las correlaciones obtenidas para la variable Vd2 fueron significativamente positivas con Pm, Vs, Vdf, Vd1, Vdm, ITV, TPVM y la única significativamente negativa fue con la variable IP. Estos resultados confirman que Vd2 es directamente proporcional a las variables relacionadas con las velocidades de flujo e inversamente proporcional a la resistencia vascular periférica al igual que Vd1 [122,141,142,147]. Para la variable Vd3, las correlaciones significativamente positivas fueron con Vs y Vdf y para Vd4 con Pm y VF. Estos resultados, coinciden con la literatura en que las variables Vd1 y Vd2 estaban más relacionadas con la resistencia vascular periférica que Vd3 y Vd4[142].

En el grupo de caballos enfermos (Grupo II), los resultados obtenidos para la variable Vd2, Vd3 y Vd4 no son comparables con la literatura porque no existen estudios al respecto. Las correlaciones obtenidas para la variable Vd2 fueron significativamente positivas con las variables Vs, Vdf, Vd1, Vd3, Vdm y TPVM y significativamente negativas con S/D, IP e IR. Al igual que en los caballos sanos (Grupo I), estos resultados confirman que Vd2 es directamente proporcional a las variables relacionadas con las velocidades de flujo e inversamente proporcional a la resistencia vascular periférica al[122,141,142,147]. En cuanto a las correlaciones obtenidas para la Vd3, fueron todas significativamente positivas con las variables Vdf, Vd1, Vd2, Vdm y TPVM. Y en el caso de la Vd4, fueron significativamente positivas con las variables Vd3 y Vdm y se halló una correlación negativa con el IP. En este caso también se observa una relación directamente proporcional de la Vd3 con la velocidad de flujo e inversamente proporcional de la Vd4 con la resistencia vascular periférica.

En el grupo de caballos con laminitis (Grupo III), los resultados obtenidos para las variable Vd2 y Vd3 no se pueden comparar con ningún trabajo hallado en la literatura ya que el único estudio existente en caballos con laminitis[19] no realizó mediciones de estas variables. En el caso de la variable Vd4, no obtuvieron valores de la misma en ningún caballo de este grupo. Los resultados obtenidos son menores que los de los grupos de caballos sanos (Grupo I) y caballos enfermos (Grupo II), coincidiendo con la literatura[122,141,142,147] en que un incremento de resistencia vascular periférica es indirectamente proporcional a los valores de estas variables. En cuanto a las correlaciones obtenidas, no se obtuvo ninguna estadísticamente significativa para las variables Vd2 y Vd3 en este grupo.

Por todo ello, a pesar de no existir diferencias significativas entre los grupos, podemos decir que los valores de Vd2 y Vd3 en caballos sanos (Grupo I) y caballos enfermos (Grupo II) son indicativos del estado de resistencia vascular periférica[147].

La **Vm**, es el resultado de la media de las velocidades sistólica y diastólica que en el espectro Doppler de la arteria digital palmar está representado por Vs, Vd1, Vd2, Vd3 y Vd4 [8]. En cuanto a los resultados obtenidos para esta variable, no existieron diferencias significativas entre los grupos sin embargo, los valores fueron disminuyendo progresivamente desde el Grupo I hasta el Grupo III. Teniendo en cuenta en que en los animales enfermos y con laminitis debido a la activación de la cascada inflamatoria, mecanismos neurohormonales y fisiopatología de la enfermedad existe una mayor resistencia vascular periférica, coincidimos con la literatura en que los resultados obtenidos para la Vm sean menores a medida que aumenta la resistencia vascular periférica[41,187]. Únicamente se halló diferencia significativa en las comparaciones por subgrupos en el grupo de caballos con laminitis (Grupo III), donde existieron diferencias significativamente mayores entre los caballos con laminitis con cambios radiológicos (Grupo IIIB) y los caballos con laminitis sin cambios radiológicos (Grupo IIIA). A pesar del mayor incremento de resistencia vascular periférica en los caballos del Grupo IIIB, esto no se vio reflejado en una menor Vm debido probablemente a que según la fórmula del IR, el incremento de la Vs fue mucho mayor que la disminución de la Vdf en este tipo de caballos[8,41]. Estos resultados no se pueden comparar con datos de la literatura porque no existe ningún estudio al respecto.

En el grupo de caballos sanos (Grupo I), los resultados obtenidos para la variable Vm son mayores que los obtenidos en la literatura[147], debido probablemente a la zona más distal de colocación del transductor, lo que conlleva a un calibre ligeramente menor del vaso y en consecuencia una disminución de las velocidades en general[8]. Las correlaciones más significativas fueron con las variables Vs, Vdf, Vd1, Vd2 y TPVM. Este resultado es lógico, ya que todas estas variables dependen directamente de la velocidad del flujo y coincidimos con la literatura ya que la Vm es el resultado de la media de las velocidades sistólica y diastólica[8].

En el grupo de caballos enfermos (Grupo II), los resultados obtenidos de Vm no son comparables con la literatura porque no existen estudios al respecto. Las correlaciones más significativamente positivas fueron con Vdf, Vd2, TPVM y negativa con IR. Este resultado coincide con la literatura, ya que todas las correlaciones positivas se establecieron con variables dependientes de la velocidad del flujo[8] y la única relación negativa fue con el IR el cual al ser indirectamente proporcional a la fase diastólica produce que su incremento disminuya el valor medio de la variable Vm[41].

En el grupo de caballos con laminitis (Grupo III) los resultados obtenidos de Vm tampoco son comparables con la literatura porque no existen estudios al respecto. Debido a que existieron diferencias significativas entre los caballos con laminitis con cambios radiológicos (Grupo IIIB) y los caballos con laminitis sin cambios radiológicos (Grupo IIIA), las correlaciones se establecieron por separado para ambos subgrupos. En el Grupo IIIA, las correlaciones significativamente más positivas fueron con las variables, Diám, VF, TAC y TPVM y negativa con IP. Este resultado es comparable con lo hallado en la literatura[41] ya que estas variables en la mayoría de los casos son directamente proporcionales velocidad del flujo, en cambio, el IP debido a la fórmula por la que se obtiene (Vs-Vdf / Vm) es lógicamente indirectamente proporcional a la Vm[41]. En cambio, en el Grupo IIIB, la única correlación significativamente positiva fue con la variable TPVM, siendo este igualmente comparable con lo hallado en la literatura[41] debido a lo anteriormente descrito.

La **ITV** de la arteria digital palmar, es una variable directamente relacionada con el volumen sanguíneo existente en dicha arteria. El valor obtenido de esta variable, multiplicado por el área del vaso determina el volumen de flujo sanguíneo[61,167,176]. Es por ello, que la ITV presenta una relación lineal con el flujo sanguíneo, siendo buen indicador de alteraciones hemodinámicas si el área del vaso permanece constante[41]. En nuestro estudio, se hallaron diferencias estadísticamente significativas para la variable ITV siendo los resultados obtenidos menores en los caballos con laminitis (Grupo III) que en los caballos enfermos (Grupo II). Debido al incremento del Diám obtenido en los caballos con laminitis en este estudio, estos resultados coinciden con la literatura dada la relación indirectamente proporcional existente entre la variable ITV y el área del vaso según la fórmula matemática[41]. En la comparación entre subgrupos, únicamente existieron diferencias significativamente menores entre los caballos enfermos sin pulso digital (Grupo IIA) y los caballos enfermos con pulso digital (Grupo IIB), siendo estos resultados no comparables ya que no se han hallado estudios al respecto.

En el grupo de animales sanos (Grupo I), los valores obtenidos de ITV no son comparables con la literatura porque no existen estudios al respecto. Se obtuvo únicamente una correlación significativamente positiva con la variable Vs. Esta relación es lógica ya que la ITV es directamente proporcional a la velocidad del flujo y ésta determina el volumen del mismo[147,187].

En el grupo de animales enfermos (Grupo II), los valores obtenidos de ITV no son comparables con la literatura porque no existen estudios al respecto. Las correlaciones se establecieron por separado para ambos subgrupos porque existieron diferencias significativas entre ellos. En el Grupo IIA, se obtuvo únicamente una correlación significativamente positiva con la variable VF siendo esta relación coincidente con la literatura ya según la fórmula este valor se determina multiplicando la ITV por el área seccional del vaso[41]. En el Grupo IIB, las correlaciones fueron con las variables VF, Vdf, Vd1, Vdm y TPVM , coincidiendo con la literatura en que todas ellas son variables relacionadas directamente con la velocidad y el volumen de flujo[8].

En el grupo de animales con laminitis (Grupo III), los valores obtenidos de ITV no son comparables con la literatura porque no existen estudios al respecto. La única correlación significativamente positiva fue con la variable Vd1 y negativa con la variable FC. Esto es indicativo de que en los caballos con laminitis la ITV de la arteria digital palmar disminuyó con los incrementos de FC, lo que sugiere la existencia de compromiso vascular en la circulación periférica[15] en este grupo de animales. En cuanto a la relación directa con Vd1, coincidimos con la literatura en que es una variable directamente relacionada con la resistencia vascular periférica[8].

Por todo esto, coincidimos con la literatura[8] al considerar la variable ITV como buen indicador del estado vascular periférico debido a su relación directamente proporcional al VF e indirectamente proporcional al área del vaso.

El **TAC**, es la pendiente de la aceleración sistólica. En el presente estudio, se establecieron diferencias estadísticamente significativas para la entre el Grupo de caballos enfermos (Grupo II) y el resto de los grupos, siendo los mayores valores los de este grupo, seguidos del Grupo I y del Grupo III. Este resultado no es comparable con la literatura porque no existen estudios al respecto, pero el mayor valor hallado en el Grupo II puede ser debido a los cambios hemodinámicos que se acontecen y a la menor resistencia vascular periférica que presentan los animales enfermos (Grupo II) respecto al grupo de caballos con laminitis (Grupo III). En cuanto a las comparaciones por subgrupos, únicamente se establecieron diferencias significativamente mayores entre los caballos enfermos sin pulso digital (Grupo IIA) y los caballos enfermos con pulso digital (Grupo IIB) lo cual coincide con el razonamiento expuesto anteriormente.

En el grupo de caballos sanos (Grupo I), enfermos (Grupo II) y con laminitis (Grupo III) los resultados obtenidos de la variable TAC no son comparables con la literatura. En el Grupo I y Grupo III no se obtuvieron correlaciones significativas con ninguna variable del espectro Doppler. En cambio en el Grupo II y debido a la existencia de diferencias significativas entre los subgrupos, se establecieron correlaciones por separado, siendo en el Grupo IIA la variable Diám la única correlación significativamente positiva obtenida, y en el Grupo IIB las variables Vs, Vdf, Vd1, Vd2, Vdm, TPVM e IP como negativa. Estos resultados indican que en los animales menos afectados clínicamente (Grupo IIA) la variable Diám afecta significativamente a los resultados del TAC. En cambio en el Grupo IIB, el TAC se ve positivamente influenciado por las variables relacionadas con la velocidad de flujo y negativamente con una de las variables más importantes indicadoras de resistencia vascular periférica.

La variable **TPVM**, es el resultado de la Vm en un intervalo de tiempo determinado[8]. En cuanto a los resultados obtenidos para esta variable no se obtuvieron diferencias estadísticamente significativas entre los grupos, aunque los valores obtenidos fueron disminuyendo progresivamente desde el Grupo I hasta el Grupo III. Coincidimos con la literatura en que los resultados obtenidos para TPVM al igual que para Vm sean menores a medida que aumenta la resistencia vascular periférica[41,187]. Únicamente se hallaron diferencias significativamente mayores entre los caballos con laminitis con cambios radiológicos (Grupo IIIB) y los caballos con laminitis sin cambios radiológicos (Grupo IIIA). A pesar del mayor incremento de resistencia vascular periférica en los caballos del Grupo IIIB, esto no se vio reflejado en una menor TPVM debido probablemente a que según la fórmula del IR, el incremento de la Vs fue mucho mayor que la disminución de la Vdf en este tipo de caballos [8,41]. Estos resultados no son comparables con la literatura porque no existe ningún estudio al respecto.

En el grupo de caballos sanos (Grupo I), los valores obtenidos de TPVM son algo mayores que los valores medios hallados en literatura[19] quizá por las diferencias establecidas en las premisas del estudio. Las correlaciones significativamente más positivas se establecieron con las variables Vs, Vdf, Vd1, Vd2 y fundamentalmente con la variable Vm. Existió únicamente una correlación significativamente negativa con S/D. Las relaciones obtenidas coinciden con la literatura ya que la TPVM es directamente proporcional al resto de velocidades[14,187] e indirectamente proporcional a las variables que cuantifican resistencia vascular periférica[41].

En el grupo de caballos enfermos (Grupo II), los valores obtenidos de TPVM no son comparables con los hallados en literatura porque no existen estudios al respecto. Se establecieron correlaciones significativamente positivas con las variables Vdf, Vd1, Vd2 y fundamentalmente con la variable Vm al igual que en el grupo de caballos sanos. En cuanto a las correlaciones significativamente negativas, fueron con S/D, IP e IR. Las correlaciones obtenidas coinciden con las del Grupo I.

En el grupo de caballos con laminitis (Grupo III), los valores obtenidos de TPVM son similares a los hallados en la literatura[19]. Debido a que en este grupo existieron diferencias significativas entre los subgrupos, se hallaron las correlaciones para cada uno de ellos, siendo las del subgrupo IIIA significativamente positivas con las variables VF, Vdf, TAC y fundamentalmente con la variable Vm al igual que en el grupo de caballos sanos y enfermos. Y se halló una correlación significativamente negativa con IR. En cuanto a las correlaciones del subgrupo IIIB, únicamente se halló una correlación significativamente positiva y muy fuerte con la variable Vm al igual que en el resto de los grupos.

Todos estos resultados indican que la variable TPVM es un buen indicador de alteración de flujo periférico debido a la relación directamente proporcional obtenida con las velocidades[14,187] e indirectamente proporcional con las variables que cuantifican resistencia vascular periférica[41].

La variable **S/D**, es el índice que indica la relación existente entre la velocidad sistólica y la velocidad diastólica. En las comparaciones realizadas entre los grupos no existieron diferencias estadísticamente significativas, aunque los resultados obtenidos fueron aumentando progresivamente desde el Grupo I hasta el Grupo III. Estos resultados no son comparables con la literatura porque no existen estudios que tengan en cuenta esta variable, pero son lógicos ya que la velocidad sistólica aumenta directamente proporcional con la resistencia y la diastólica disminuye[8,41], obteniendo así un resultado directamente proporcional a la severidad clínica del animal. En las comparaciones por subgrupos, existieron diferencias significativamente mayores entre los caballos con laminitis con cambios radiológicos (Grupo IIIB) y los caballos con laminitis sin cambios radiológicos (Grupo IIIA) probablemente debido a la gran diferencia que se produce entre valores sistólicos y diastólicos en estos subgrupos.

Los resultados obtenidos para la variable S/D en el grupo de caballos sanos (Grupo I), enfermos (Grupo II) y con laminitis (Grupo III) no son comparables con la literatura ya que no fue estudiada. En el Grupo I, Las correlaciones más fuertes se establecieron con la variables Vdf, TPVM y fundamentalmente con el IR. En el Grupo II, las correlaciones más fuertes se establecieron con las variables TPVM e IR y fundamentalmente con IP. Y en el Grupo III, las correlaciones más fuertes se establecieron con las variables Vdf, Vd1, TPVM, IP e IR. Las correlaciones obtenidas en todos los grupos, confirman una relación indirectamente proporcional con las velocidades diastólicas y directamente proporcional con los mejores indicadores de resistencia vascular periférica, IP e IR[41].

Es por ello, que coincidimos con la literatura[41] en que la variable S/D es un buen indicador del estado de resistencia vascular periférica y en nuestro caso, en todos los grupos estudiados.

El **IP** y el **IR** son dos índices directamente relacionados con la resistencia vascular periférica[167]. La fórmula del IP se describe como la Vs-Vdf / Vm y la del IR como Vs-Vdf / Vs. En cuanto a los resultados obtenidos en nuestro estudio, no se obtuvieron diferencias estadísticamente significativas entre los grupos para ninguno de ellos, aunque los valores obtenidos fueron aumentando progresivamente desde el Grupo I hasta el Grupo III. Estos resultados no coinciden con la literatura más reciente[19] en donde los animales con mayor IP e IR fueron los animales del grupo control. Estos resultados pueden estar relacionados con los espectros Doppler de alta resistencia encontrados en algunos animales sanos de este estudio[19]. Sin embargo, en nuestro trabajo, los animales con mayores IP e IR fueron los caballos con laminitis, siendo este resultado coincidente con la literatura descrita en otras especies y humana[41,47,115,147] donde existe una relación directamente proporcional con el estado de resistencia vascular periférica.

En el grupo de animales sanos (Grupo I), los resultados obtenidos para el IP y el IR respecto a los más recientes hallados en la literatura difieren parcialmente siendo éstos algo más altos[19]. Este resultado puede estar relacionado con los espectros Doppler de alta resistencia encontrados en algunos animales sanos de este estudio[19]. Las correlaciones halladas para el IP en este grupo, fueron negativas con las variables FC, Vdf, Vd1, Vd2, Vm, TPVM y positivas con S/D e IR. En cuanto a las correlaciones de IR, fueron con la Edad y Vdf. Esta correlación significativamente positiva del IR con la Edad, coincide con la literatura[189] en humana, ya que a mayor edad se produce un incremento de las resistencias vasculares periféricas como resultado de los cambios estructurales que se producen en la pared vascular. Esto es debido, a que la reducción de la elasticidad arterial produce una reducción de la distensibilidad y un aumento de la presión arterial[190,191]. Con el paso del tiempo, esta disminución de la distensibilidad en arterias y arteriolas periféricas producirá una reducción del flujo sanguíneo de la musculatura esquelética de los miembros[192,193,194]. En los estudios realizados en équidos hasta la actualidad, no se han encontrado correlaciones entre estas dos variables. En cuanto al resto de correlaciones de estos índices con las variables relacionadas con las velocidades diastólicas, este resultado también coincide con la literatura[8,41] debido a la fórmula matemática utilizada para el cálculo de este índice.

En el grupo de animales enfermos (Grupo II), los resultados obtenidos para el IP y el IR no son comparables con la literatura porque no existen estudios al respecto. En cuanto a las correlaciones halladas para el IP en este grupo, fueron con las variables Edad, Vdf, Vd1, Vd2, Vm, TPVM, S/D e IR, siendo éstas positivas con los parámetros relacionados con la resistencia vascular y negativas con las referentes a velocidad del flujo. En cuanto a las correlaciones de IR, la más importante se estableció con la Vdf. Estos resultados son coincidentes con la literatura[8,41,192] , dada las fórmulas que se establecen para el cálculo de estos índices.

En el grupo de animales con laminitis (Grupo III), los resultados obtenidos para el IP y el IR difieren respecto a los más recientes hallados en la literatura[19,193] siendo éstos algo menores. La causa de esta diferencia puede ser debida a las distintas fases de laminitis en los que se halla realizado el estudio, y porque en éste[19] únicamente se tuvo en cuenta el grado de cojera y no la existencia de cambios radiológicos. La complejidad de la fisiopatología de esta enfermedad y las distintas fases por las que transcurre dificulta su estudio comparativo[195,196,197,198,199,200,201,202,203,204,205,206,207]. En cuanto a las correlaciones halladas para el IP en este grupo, fueron con las variables Vdf, Vd1, Vm, TPVM, S/D e IR, siendo éstas positivas con los parámetros relacionados con la resistencia vascular y negativas con las referentes a velocidad del flujo. En cuanto a las correlaciones de IR, la más importante se estableció con la Vdf al igual que en los caballos sanos y enfermos. Estos resultados son lógicos y coincidentes con la literatura [8, 41,208,] dada las fórmulas que se establecen para el cálculo de estos índices.

Estos resultados, a pesar de la no existencia de diferencias significativas entre los grupos confirman el uso de estos índices como indicadores del estado de resistencia vascular periférica en caballos sanos (Grupo I), enfermos (Grupo II) y con laminitis (Grupo III).

CONCLUSIONES

1. El análisis cualitativo de la UTD es un método no invasivo que permite evaluar los cambios en el flujo de la arteria digital palmar en caballos con enfermedades predisponentes a laminitis y laminitis clínica respecto a caballos sanos.

2. En caballos sanos, el espectro Doppler de la arteria digital palmar se representa por un patrón de flujo no laminar de baja pulsatilidad característico de vasos de pequeño calibre.

3. En caballos con enfermedades predisponentes a laminitis y laminitis clínica sin cambios radiológicos se produce un cambio en el espectro Doppler de la arteria digital palmar y se representa por un patrón de flujo no laminar de pulsatilidad media característico de vasos de mediano calibre.

4. En caballos con laminitis clínica con modificaciones radiológicas, los cambios que se observan en el espectro Doppler de la se arteria digital palmar representan un incremento en la resistividad y en el calibre del vaso. Se representa como un patrón de flujo laminar de alta pulsatilidad característico de vasos de gran calibre.

5. El diámetro de la arteria digital palmar se incrementa significativamente correlacionándose con la aparición del pulso digital y la severidad de la laminitis.

6. La integral de la velocidad en el tiempo y el tiempo de aceleración del flujo de la arteria digital palmar pueden utilizarse como indicadores sensibles de las alteraciones vasculares que se producen en el transcurso de las enfermedades que predisponen a laminitis y laminitis clínica.

RESUMEN

Objetivos: Evaluar mediante la técnica ultrasonográfica transcutánea duplex-Doppler (UTD) el flujo sanguíneo de la arteria digital palmar en caballos sanos, con enfermedades que predisponen a laminitis y con laminitis clínica.

Diseño: Estudio prospectivo.

Animales: Cuarenta y dos caballos distribuidos en tres grupos: Nueve caballos sanos (Grupo I), diecinueve caballos con enfermedades que predisponen a laminitis (Grupo II) y catorce caballos con laminitis clínica (Grupo III). El grupo de caballos enfermos y el grupo de caballos con laminitis fueron subdivididos en subgrupos (A y B) en función de la existencia o no de pulso digital (Grupo II) y de cambios radiológicos en la tercera falange (Grupo III).

Métodos: Se realizó una historia clínica completa de cada caballo que incluía reseña, antecedentes clínicos y examen físico. Para una correcta distribución de los animales en los grupos y previo al estudio ultrasonográfico, se realizaron hemograma sanguíneo, bioquímica sérica y medidas de presión arterial sistémica mediante oscilometría. Posteriormente, se procedió al estudio ultrasonográfico bidimensional y Doppler de la arteria digital palmar lateral de las dos extremidades anteriores situando el transductor lineal de 7.5 MHz entre el ligamento interóseo y el tendón digital profundo en el área proximal al menudillo. En los diferentes grupos y subgrupos de estudio, se realizó: a) un análisis comparativo de tipo cualitativo analizando las características del espectro Doppler; b) un análisis cuantitativo de las siguientes variables Doppler: Diámetro (Diám), Volumen de Flujo (VF), Velocidad sistólica (Vs), Velocidad diastólica 1 (Vd1), Velocidad diastólica 2 (Vd2), Velocidad diastólica 3 (Vd3), Velocidad diastólica 4 (Vd4), Velocidad diastólica final (Vdf), Velocidad media (Vm), Integral de la velocidad en el tiempo (ITV) Tiempo de aceleración (TAC), Velocidad media en intervalo de tiempo (TPVM), Relación velocidad sistólica / velocidad diastólica (S/D), Índice de pulsatilidad (IP) e Índice de resistividad (IR).

Resultados: Se obtuvieron 4 tipos de espectro Doppler: A) Espectro tipo 1, flujo no laminar caracterizado por un pico sistólico positivo, seguido de 2, 3 ó 4 ondas diastólicas también positivas. Este espectro se halló en un 100% (n=9) de los caballos del Grupo I y en un 90% (n=8) de los caballos del Grupo IIA. B) Espectro tipo 2, flujo no laminar caracterizado por un prominente pico sistólico, seguido de una a tres ondas diastólicas. Este espectro apareció en un 10% (n=1) de los caballos del grupo IIA, 100% de los caballos del grupo IIB y un 80% (n=6) de los caballos del grupo IIIA. C) Espectro tipo 3, flujo laminar caracterizado por un prominente pico sistólico, seguido de una onda diastólica positiva y un pico diastólico final. Este espectro tan sólo apareció en un 20% de los caballos del grupo IIIA (n=2). D) Espectro tipo 4, flujo laminar caracterizado por un prominente pico sistólico positivo seguido de una onda reversa o negativa y una onda diastólica tardía positiva. Este espectro fue significativo en un 100% (n=6) de los caballos del grupo IIIB. Respecto a los resultados cuantitativos: A) El diámetro de la arteria digital palmar en el Grupo III fue significativamente mayor que en el Grupo II. B) El VF de la arteria digital palmar fue significativamente mayor en el Grupo IIB que en el Grupo IIA. C) La ITV y TAC fueron significativamente menores en el Grupo III que en el Grupo II. Cabe destacar, que en las variables S/D, IP e IR a pesar de no existir diferencias significativas entre los grupos, los valores obtenidos fueron directamente proporcionales al empeoramiento del estado clínico de los animales, es decir, desde el Grupo I hasta el Grupo III.

Conclusiones y Relevancia clínica: La morfología del espectro Doppler de la arteria digital palmar junto con el diámetro del vaso, el VF, la ITV y el TAC son los parámetros que más se modifican en caballos con pulso digital con enfermedades que predisponen a laminitis y laminitis clínica.

Palabras claves: Duplex-Doppler, ultrasonografía, arteria digital palmar, laminitis, caballos.

SUMMARY

Objectives: To evaluate palmar digital artery blood flow by transcutaneous duplex Doppler ultrasonography (TDU) in healthy horses, horses with diseases those predispose to laminitis and horses with overt laminitis.

Design: Prospective study.

Animals: Forty-two horses classified in three groups: Nine healthy horses (Group I), nineteen horses with diseases those predispose to laminitis (Group II) and fourteen horses with overt laminitis (Group III). The group of ill horses and the group of horses with overt laminitis were subdivided in subgroups (A and B) depending on the presence of digital pulse (Group II) and the existence of radiological changes in the third phalanx (Group III).

Procedure: Medical history of each horse was performed including a perfect report, background record and complete physical exam. Previous to the ultrasonographic study, blood tests and systemic arterial pressure measurements by oscilometric method were recorded for each horse. Subsequently, TDU exam was done in the lateral palmar digital artery of both forelimbs placing a 7.5 MHz linear array ultrasonographic probe between suspensory ligament and the deep digital flexor tendon in the proximal aspect of the metacarpophalangeal joint. Several analysis were performed in all groups and subgroups: a) Qualitative study of the Doppler spectrum characteristics; b) Quantitative study of the following Doppler parameters: Diameter (Diám), Blood flow (VF), Systolic velocity (Vs), First diastolic velocity (Vd1), Second diastolic velocity (Vd2), Third diastolic velocity (Vd3), Fourth diastolic velocity (Vd4), End diastolic velocity (Vdf), Mean velocity (Vm), Flow velocity integral (ITV), Acceleration time (TAC), Time average mean velocity (TPVM), Systolic velocity/Diastolic velocity index (S/D), Pulsatile index (IP), Resistive index (IR).

Results: Four different Doppler spectrum patterns were found: A) Spectrum type 1, non laminar blood flow characterized by a systolic peak velocity followed by 2,3 or 4 positive diastolic waves. This spectrum was found in 100% (n=9) of horses of Group I and in 90% of horses of Group IIA. B) Spectrum type 2, non laminar blood flow characterized by a prominent systolic peak velocity followed by one to three diastolic waves. This spectrum was found in 10% (n=1) of horses of Group IIA, 100% of horses of Group IIB and in 80% of horses of Group IIIA. C) Spectrum type 3, laminar blood flow characterized by a prominent systolic peak velocity followed by a positive diastolic wave. This spectrum only was found in 20% of horses of Group IIIA (n=2). D) Spectrum type 4, laminar blood flow characterized by a prominent systolic peak velocity, early diastolic negative wave and late diastolic positive wave. This spectrum was found in 100% (n=6) of horses of Group IIIB. With regard to the quantitative results: A) The diameter of the palmar digital artery was significantly higher in the Group III than in the Group II; B) Blood flow was significantly higher in the Group IIB than in the Group IIA and C) ITV and TAC variables were significantly lower in the Group III than in the Group II. In spite of S/D, IP and IR variables were not statistically significant between the groups, it is necessary to emphasize that the results obtained in these variables were directly proportional to the worsening of the clinical status of the horses, that is, from Group I to Group III.

Conclusions and Clinical Relevance: Doppler spectrum blood flow patters of the palmar digital artery together with diameter, VF, ITV and TAC are the more significant parameters in horses with digital pulse and diseases that predispose to laminitis and in horses with overt laminitis.

Key words: Duplex-Doppler ultrasonography, palmar digital artery, laminitis, horses.

BIBLIOGRAFÍA

1. Guyton AC, Hall JE. Tratado de Fisiología Médica. 9th Ed. Nueva York: McGraw Hill Interamericana Co 1996;177-284.

2. Zwiebel WJ, Pellerito JS. Basic concepts of Doppler frequency spectrum analysis and ultrasound blood flow imaging. In: Zwiebel WJ, Pellerito Js, eds. Introduction to vascular ultrasonography. 5th Ed. Philadelphia: Elsevier Inc, 2004;61-89.

3. Adair HS, Goble D, Shires GMH et al. Evaluation of laser Doppler flowmetry for measuring coronary band and laminar microcirculatory blood flow in clinically normal horses. Am J Vet Res 1994;55:445-449.

4. Fernández del Palacio MJ, Luis Fuentes V, Bonagura JD et al. Evaluation of transcutaneous Doppler ultrasonography for the measurement of blood flow in the femoral artery of pigs. Am J Vet Res 2003;64:43-50.

5. Barford C, Akgoren N, Fabricius N, et al. Laser-Doppler measurements of concentration and velocity of moving blood cells in rat cerebral circulation. Acta Physiol Scand 1997;160:123-132.

6. Bitterman H, Brod V, Weisz G et al. Effects of oxygen on regional hemodynamics in hemorrhagic shock. Am J Physiol 1996;271:203-211.

7. Holland CK, Brown JM, Scoutt LM et al. Lower extremity volumetric arterial blood flow in normal subjects. Ultrasound Med Biol 1998;24:1079-1086.

8. Polak JF. Peripheral vascular sonography. A practical guide. 1st Ed. Baltimore: Williams and Wilkins 1992;27-101.

9. Feigelson HS, Criqui MH, Fronek A et al. Screening for peripheral arterial disease: the sensivity, specificity and predictive value of non-invasive tests in a defined population. Am J Epidemiol 1994;140:526-534.

10. Fronek A, Coel M, Bernstein EF. Quantitative ultrasonographic studies of lower extremity flow velocities in health and disease. Am J Cardiol 1976;53:957-960.

11. Van Asten WN, Beijeneveld WJ, Pieters BR et al. Assessment of aortoiliac obstructive disease by Doppler spectrum analysis of blood flow velocities in the common femoral artery at rest and during reactive hyperemia. Surgery 1991;109:633-639.

12. Taneja K, Jain R, Sawhney S et al. Occlusive arterial disease of the upper extremity: colour Doppler as a screening technique an for assessment of distal circulation. Aust Radiol 1996;40:226-229.

13. Fukushima U, Sasaki S, Okano S et al. The comparison between the cerebral blood flow velocity in the middle and basilar cerebral arteries measured by transcranial Doppler ultrasonography. J Vet Med Sci 1999;61:1293-1297.

14. Menzies-Gow NJ, Marr CM. Repeatability of Doppler ultrasonographic measurement of equine digital blood flow. Vet Radiol & Ultrasound 2007;48:281-285.

15. Bernardes R. Evaluación del flujo sanguíneo periférico mediante ultrasonografía Doppler en perros con diferentes cardiopatías. Memoria de Tesis. Murcia 2007.

16. Cochard T, Toal RL, Saxton AM. Doppler ultrasonographic features of thoracic limb arteries in clinically normal horses. Am Journal Vet Res 2000;61:183-190.

17. Hoffmann KL, Wood AKW, McCarthy PH et al. Sonographic Observations of the Peripheral Vasculature of the Equine Thoracic Limb. Anat Histol Embryol 1999;28: 281-289.

18. Menzies-Gow NJ, Bailey SR, Katz LM et al. Endotoxin-induced digital vasoconstriction in horses: associated changes in plasma concentrations of vasoconstrictor mediators. Equine Vet J 2004;36:273-278.

19. Wongumnuaykul S, Siedler C, Schobesberger H et al. Doppler sonographic evaluation of the digital blood flow in horses with laminitis or septic pododermatitis. Vet Radiol & Ultrasound 2006;47:199-205.

20. Colahan T. Equine Medicine and Surgery. 5th Ed. St. Louis:Mosby, 1999; 1521-1541.

21. Ruckebusch Y, Phaneuf LP, Dunlop R. Physiology of small and larger animals. 1st Ed. Philadelphia:WB Saunders Co, 1991.

22. Silbernagl S, Despopoulos A. Atlas de Fisiología. 5th Ed. London: Harcourt Internacional Co 2001;186-221.

23. Sandoval J. Tratado de Anatomía Veterinaria Tomo II. 1st Ed. León: Sorles SA 1994;161-169.

24. Vivo Rodríguez R. Pulso arterial, venoso y capilar. In: Vivo Rodríguez R, ed. Presión Sanguínea. Fisiología Veterinaria. 2nd Ed. Madrid:McGraw-Hill Interamericana de España, 1998;350-358.

25. Sisson S, Grosssman JD, Getty R. Anatomía de los animales domésticos. 5th Ed. Filadelfia:Salvat Editores SA 1985; 619-630.

26. Kenneth JW, Taylor MD, Burns PN et al. Blood Flow in Deep Abdominal and Pelvic Vessels: Ultrasonic Pulsed Doppler Analysis. Radiology 1985;154:487-493.

27. McDonald`s, Nichols W, O`Rourke M. Blood Flow in Arteries, theoretic, experimental and clinical principles. 3rd Ed. London:Edward Arnold, A division of Hodder and Stoughton 1990;196-215.

28. Bukberg GD, Luck JC, Payne DB et al. Dome sources of error in measuring regional blood flow with radioactive microspheres. J Appl Physiol 1971;31:598-604.

29. Rushmer RF. Cardiovascular Dynamics. 1st Ed. Philadelphia:WB Saunders Co, 1976;61-64.

30. Doucette JW, Corl DP, Payne HM et al. Validation of a Doppler guide wire for intravascular measurement of coronary artery flow velocity. Circulation 19992;85:1899-1911.

31. Zierler BK, Kirkman TR, Kraiss LW et al. Accuracy of duplex scanning for measurement of arterial volume flow. J Vasc Surg 1992; 11:520-526.

32. Bolognesi M, Sacerdoti D, Merkel C et al. Relationship between portal blood flow measured by indicyanine green contrast infusion in patients with cirrosis. J Clin Ultrasound 1995;23:297-303.

33. Solomon S, Katz SD, Stevenson-Smith W et al. Determination of vascular impedance in the peripheral circulation by transcutaneous. Chest 1995;108: 515-521.

34. Tschakovsky ME, Shoemaker JK, Hugson RL. Beat-beat forearm blood flow with Doppler ultrasound and strain-gauge plethysmography. J Appl Physiol 1995; 79: 713-719.

35. Radegran G. Ultrasound Doppler estimates of femoral artery blood flow during dynamic knee extensor exercise in humans. J Appl Physiol 1997;83:1383-1388.

36. Spencer KT, Lang RM, Neumann A et al. Doppler and electromagnetic comparisons of instantaneous aortic flow characteristics in primates. Circ Res 1991;68:1369-1377.

37. Serteyn D, Lavergne L, Coppens P. Equine post anaesthetic myositis: muscular post ischaemic hyperaemia measured by laser Doppler flowmetry. Vet Rec 1988; 123:126-128.

38. Serteyn D, Coppens P, Mottart E et al. Measurements of muscular microcirculation by laser Doppler flowmetry in isoflurane and halothane anaesthetised horses. Vet Rec 1987;121:324-326.

39. Hoskins PR. Measurement of arterial blood flow by Doppler ultrasound. Clin Phys Physiol Meas 1990;11:1-26.

40. Nyland, Mattoon J. Small animal diagnostic ultrasound. 1st Ed. Philadelphia: WB Saunders Co, 2002;12-18.

41. Williamson MR. Ultrasonografía fundamental. Filadelfia:WB Saunders 1998;16-27.

42. Bednarik JA, May CN. Evaluation of a transit-time system for the chronic measurement of blood flow in conscious sheep. J Appl Physiol 1995;78:524-530.

43. Kasulke RJ, Lichti EA, Kapsch DN et al. Transcutaneous quantitation of arterial flow with ultrasound. Ann Surg 1982;195:464-468.

44. Tabrizchi R, Pugsley MK. Methods of blood flow measurements in the arterial circulatory system. J Pharm Toxic Methods 2000;44:375-384.

45. Newberg LA, Milde JH, Michenfelder JD. Systemic and cerebral effects of isoflurane-induced hypotension in dogs. Anesthesiology 1984;60: 541-546.

46. Bernstein EF, Murphy AE, Shea MA. Experimental and clinical experience with transcutaneous Doppler ultrasonic flowmeters. Arch Surg 1970;101:21-25.

47. Finn-Bodner S, Hudson A. Ultrasonography: Abdominal vascular sonography. Vet Clin North Am Small Anim Pract 1998;28:887-942.

48. Taylor M. Techniques and clinical application of arterial blood pressure measurement in the horse. Equine Vet J 1981;13:271-275.

49. Grossenburg DA, Muir WW. Pulsioximetry: A practical, efficient monitoring method. Vet Med 1998;1:60-66.

50. Rose RJ, Rossdale PD. Techniques and clinical application of arterial blood collection in the horse. Equine Vet J 1981;13:70-73.

51. Riebold TW, Evans AT. Blood Pressure Measurements in the anesthetized horse. Comparison of four methods. Vet Sur 1985; 14:332-337.

52. Hunter JS, McGrath CJ, Thatcher CD et al. Adaptation of human oscillometric blood pressure monitors for use in dogs. Am J Vet Res 1990;51:1439-1442.

53. Stepien RL, Rapoport GS, Heink RA et al. Comparative diagnostic test characteristics of oscillometric and Doppler ultrasound methods in the detectitions of systolic hypertension in dogs. J Vet Intern Med 2003;17:65-72.

54. Stegall HF, Kasrdon MB, Kemmerer WT. Indirect measurement of arterial blood pressure by Doppler ultrasonic sphygnomanometry. J Appl Physiol 1968;25:793-798.

55. Bayley JE, Dumlop CI, Chapman PL et al. Indirect Doppler ultrasonic measurement of arterial blood pressure results in a large measurement error in dorsally recummbet anesthetized horses. Equine Vet J 1994;1:70-73.

56. Brown CM, Holmes JR. A review of some factors which may influence values of indirectly recorded arterial blood pressure in the horse. J Equine Vet Sci 1981;208-211.

57. Latshaw H, Fessler JF, Whistler SJ et al. Indirect Measurement of Mean Blood Pressure in the Normotensive an Hypontensive Horse. Equine Vet J 1979;11:191-194.

58. Johnson JH, Garner HE, Hutcheson DP. Ultrasonic Measurement of Arterial Blood Pressure in Conditioned Thoroughbreds. Equine Vet J 1976; 8:55-57.

59. Carter J, Galuppo L, Snyder J, et al. Evaluation of an in-shoe pressure measurement system in horses. Am J Vet Res 2001;62:23-28.

60. Gay CC, Carter JG, McCarthy M et al. The Value of Arterial Bood Pressure Measurement in assessing the Prognosis in Equine Colic. Equine Vet J 1997; 9:202-204.

61. Gill WR. Measurement of blood flow by ultrasound: accuracy and sources of error. Ultrasound Med Biol 1985;11:625-41.

62. Brown SA, Henik RA. Diagnosis and treatment of systemic hypertension. Vet Clin North Am: Small Anim Pract 1998;28:1481-1494.

63. Stashak T. Adams: Claudicación en el caballo. 5ed. Buenos Aires: Editorial Inter-Médica SA 2002;685-706.

64. Davies MS, Philip C. Gross anatomy of the equine digit. In: Floyd AE, Richard AM, eds. Equine Podiatry. 1st Ed. St Louis: Elsevier Inc. 2007;1-24.

65. Denoix JM. The Equine Distal Limb. 4th Ed. London:Manson Publishing, 2000;8-15.

66. Rucker A. The digital venogram. In: Floyd AE, Richard AM, eds. Equine Podiatry. 1st Ed. St Louis: Elsevier Inc, 2007;328-356.

67. Pollit CC. Laminitis Pathophysiology. In: Floyd AE, Richard AM, eds. Equine Podiatry. 1st ed. St Louis: Elsevier Inc, 2007;313-319.

68. Hood MD. The pathophysiology of developmental and acute laminitis. Vet Clin North Am: Equine Pract 1999;15:321-341.

69. Ratzlaff MH, Shidell RM, DeBowes RM. Changes in digital venous pressures of horses moving at the walk and trot. Am J Vet Res 1985;46:1545-1549.

70. Hoffmann KL, Wood AKW, Griffiths KA et al. Doppler sonographic measurements of arterial blood flow and their repeatability in the equine foot during weight bearing and non-weight bearing. Res Vet Sci 2001a;70:199-293.

71. Pollit CC. The basement membrane at the equine hoof dermal epidermal junction. Equine Vet J 1996;26:399-407.

72. Shapiro J, McEwen B. Mechanoullous disease in a Belgian foal in eastern Ontario. Can Vet J 1995;36:572.

73. French KR, Pollit CC. Equine laminitis: cleavage of laminin 5 associated with basement membrane dysadhesion. Equine Vet J 2004b;36:242-247.

74. Pollit CC. Laminitis: "State of the art". Proc 1st Congreso Internacional de Podología Equina. Valencia 2008b.

75. Cruz JM. Laminitis: una revisión. Consensus 2004;15-31.

76. Pollit CC, Kyaw-Tanner M, French KR et al. Equine Laminitis. Proc 49th AAEP. New Orleans 2003.

77. Belknap JK, Black SJ. Review of the Pathophysiology of the Developmental Stages of Equine Laminits. Proc 51st AAEP Proceedings. Seattle 2005.

78. Nickels F. Bluegrass laminitis symposium. J Equine Vet Sci 1999;19:232-236.

79. Oldruitenbor SV, Oosterbaan MM. Laminitis in the horse: a review. Veterinary Q 1999;21:121-127.

80. Hood MD. The pathophysiology of developmental and acute laminitis. Vet Clin North Am: Equine Pract 1999;15:321-341.

81. Cohen ND, Parson ME, Seahorn TL et al. Prevalence and factor associated with development of laminitis in horses with dedunitis / proximal jedunitis: 33 cases (1985-1991). J Am Vet Med Assoc 1994;2:204.

82. Weis DJ, Trent AV, Johnston G. Microvascular thrombosis associated with onset of acute laminitis in ponies. Am J Vet Res 1999; 55:606-612.

83. Elliot J. Nitric oxide an equine laminitis: topical speculation or scientific fact? Equine Vet J 1996;20:1-2.

84. Johnson PJ. Endothelin experession in laminitis. J Equine Vet Sci 1999;19:44.

85. Herthel D, Hood D. Clinical presentation diagnosis and prognosis of chronic laminitis. Vet Clin North Am Equine Pract 1999; 15:375-393.

86. Elliot J, Bryant CE, Soydan J. The role of nitric oxide in the responses of equine digital veins to vasodilator and vasoconstrictor agents. Equine Vet J 1994;26:378-384.

87. Gaughan EM. Can a laminitic horse be an athlete? J Equine Vet Sci 1997;17:148.

88. Sloet van Oldruitenborgh-Oosterbaan MM. Laminitis in the horse: a review. Vet Q 1999;21:121-127.

89. Peremans K, Verschooten F, Moor A et al. Laminitis in the pony: conservative treatmentn vs dorsal hoof wall resection. Equine Vet J 1991; 23:243-246.

90. Bailey SR, Cunningham FM, Elliot J. Endotoxin an dietary amines may increase plasma 5-hydroxytryptamine in the horse. Equine Vet J 2000; 32:497-504.

91. Mungall BA, Kyaw-Tanner M, Pollit CC. In vitro evidence for a bacterial pathogenesis of equine laminitis. Vet Microbiol 2001;79:209-223.

92. Bailey SR, Wheeler-Jones C, Elliot J. Uptake of 5-hydroxytryptamine by equine digital vein endothelial cells: inhibition by amines found in the equine caecum. Equine Vet J 2003;35:164-169.

93. Ingle-Fehr JE, Baxter GM. The Effect of Oral Isoxsuprine and Pentoxifylline on Digital and Laminar Blood Flow in Healthy Horses. Vet Surg 1999;28:154-160.

94. Johnson PJ, Dreeger JM, Keeler M et al. Serum markers of lamellar basement membrane degradation and lamellar histopathological changes in horses affected with laminitis. Equine Vet J 2000;32:462-468.

95. Morgan SJ, Hood DM, Wagner IP et al. Submural histopathologic changes attributable to peracute laminitis in horses. Am J Vet Res 2003;64:829-834.

96. Floyd AE. Grading the laminitic horse. In: Floyd AE, Richard AM, eds. Equine Podiatry. 1st Ed. St Louis: Elsevier Inc, 2007;320-327

97. Obel N. Studies on the histopathology of acute laminitis. Uppsala: Almquist and Wiksells Boktrycketery AK, 1984.

98. Pollit CC, Dyson SJ. Laminitis. In: Ross MW, Dyson SJ. Lameness in the horse. 1st Ed. St Louis:WB Saunders Co, 2003;325-339.

99. Lopez H, Sepúlveda ML, Brumbaugh GW. Pharmacologic and alternative therapies for the horse with chronic laminitis. Vet Clin North Am: Equine Pract 1999;15:495-516.

100. Cripps PJ, Eustace RA. Radiological measurements from the feet of normal horses with relevance to laminitis. Equine Vet J 1999a;31:427-432.

101. Cripps PJ, Eustace RA. Factors involved in the prognosis of equine laminitis in the UK. Equine Vet J 1999b;31:433-442.

102. Hunt RJ. Laminitis in the geriatric horse. Vet Clin North Am Equine Pract 2002:18:439-452.

103. Erkert RS, Macallister CG. Isoxsuprine hydrochloride in the horse: a review. J Vet Pharmacol Ther 2002;25:81-87.

104. Oosterlaan-Mayer B, Back W, Sloet van Oldruitenborgh-Oosterbaan MM. The effect of a treatment protocol on the prognosis of equine laminitis. Tijdschr Diergeneeskd 2002;127:644-649.

105. Nelson TR, Pretorious DH. The Doppler signal: where does it come from and what does it mean? Am J Roentgenol 1988;151:439-447.

106. Blackshear WM, Philips DJ, Strandness DE. Pulsed Doppler assessment of normal human femoral artery velocity patterns. J Surg Res 1979;27:73-83.

107. Szatmári V, Sótonyi P, Vörös K. Normal duplex Doppler waveforms of major abdominal blood vessels in dogs: a review. Vet Radiol & Ultrasound 2001;42:93-107.

108. Burns PN, Halliwell M, Wells PNT et al. Ultrasonic Doppler studies of the breast. Ultrasound Med Biol 1982;8:127-143.

109. Wetzner SM, Kiser LC, Bezreh JS. Duplex ultrasound imaging: Vascular applications. Radiology 1984;150:507-517.

110. Taylor KJW, Burns PN, Wells PN et al. Ultrasound Doppler flow studies of the ovarian and uterine arteries. Br J Obstet Gynaecol 1985a;92:240-246.

111. Schwartz SW, Chambless LE, Baker WH. Consistency of Doppler parameters in predicting arteriographically confirmed carotid stenosis. Stroke 1997;28:343-347.

112. Turck J. Peripheral arteries. Teaching manual of color duplex sonography. 1st Ed. New York. 2001; 69-76.

113. Nomura K, Seto H, Kamisaki Y et al. M. Doppler Spectral Analysis of Blood Flow Velocities in Common Femoral Artery: Age-related Changes in Healthy Subjects and Characteristics of Abnormal Hemodynamics in Obstructive Arterial Disease. Diagn Radiol 1996;1:13-17.

114. Saftoui A, Popescu C, Cazacus et al. Power Doppler endoscopic ultrasonography for the differential diagnosis between pancreatic cancer and pseudotumoral chronic pancreatitis. J Ultrasound Med 2006;25:363-372.

115. Kircher P, Lang J, Blum J et al. Influence of food composition on splanchnic blood flow during digestion in unsedated normal dogs: a Doppler study. Vet J 2003;166:265-272 .

116. Gelatt KN, Miyabayashi T, Nicholson KJ et al. Progressive changes in ophthalmic blood velocities in Beagles with primary open angle glaucoma. Vet Ophthalmol 2003;6:77-84.

117. Goldber SJ, Sahn DJ, Allen HD et al. Evaluation of pulmonary and systemic blood flow by two-dimensional Doppler echocardiography using fast Fourier transform spectral analysis. Am J Cardiol 1982; 50:1394-1400.

118. Pozniak MA, Zagzebski JA, Scaulan Ka. Spectral and colour Doppler artefacts. Radiographics 1992;12:35-44.

119. Morrow KL, Salman MD, Lappin MR et al. Comparison of the resistive index to clinical parameters in dogs with renal diseases. Vet Radiol & Ultrasound 1996;37:193-199.

120. Rivers BJ, Walter PA, Letourneau JG et al. Evaluation of arcuate artery resistive index as a diagnostic tool for aminoglycoside induced acute renal failure in dogs. Am J Vet Res 1996;57:1536-1544.

121. Koch J, Jensen A, Wenck A et al. Duplex Doppler measurements of renal blood flow in dogs with Addison´s disease. J Small Anim Pract 1997; 38:124-126.

122. Riesen S, Schmid V, Gaschen L et al. Doppler measurement of splanchnic blood flow during digestion in unsedated normal dogs. Vet Radiol & Ultrasound 2002;43:554-560

123. Evans DH, Barrie WW, Asher MJ et al. The relationship between ultrasonic pulsatility index and proximal arterial stenosis in a canine model. Circ Res 1980;46:470-475.

124. Jones CJH, Lever MJ, Parker KG et al. Influence of heart rate and vasoactive drugs on blood flow patterns at the canine ilio-femoral bifurcation. Cardiovascular Res1994;28:1686-1693.

125. Koma LM, Spotswood TC, Kirberger RM et al. Influence of normovolemic anemia on Doppler characteristics of the abdominal aorta and splanchnic vessels in Beagles. Vet Radiol & Ultrasound 2005;46:427-433.

126. Polak JF. Peripheral arterial disease. Radiol Clin North Am 1995;33:71-89.

127. Nash MS, Montalvo BM, Applegate B. Lower extremity blood flow and responses to occlusion ischemia differ in exercise-trained and sedentary tetraplegic persons. Arch Phys Med Rehabil 1996;77:1260-1265.

128. Kagaya A, Homma S. Brachial arterial blood flow during static handgrip exercise of short duration at varying intensities studied by a Doppler ultrasound method. Acta Physiol Scand 1997;160:257-265.

129. Campbell S, Diaz-Recasens J, Griffin DR et al. New Doppler technique for assessing uteroplacental blood flow. Lancet 1983;1:675-677.

130. Malculs P, Andersson J, Marsal et al. Waveform pattern recognition- a new semiquantitative method for análisis of fetal aortic and umbilical artery blood flow velocity recorded by ultrasound Doppler. Ultrasound Med Biol 1991;17:453-460.

131. Shaalan WE, French-Sherry E, Castilla M et al. Reliability of common femoral artery hemodynamics in assessing the severity of aortoiliac inflow disease. J Vasc Surg 2003;37:960-969.

132. Safar ME, Peronneau MD, Levenson MD et al. Pulsed Doppler: diameter, blood flow velocity and volumetric flow of the brachial artery in sustained essential hypertension. Circulation 1981;63:393-400.

133. Crowe DT, Spreng DE. Doppler assessment of blood flow and pressure in surgical and critical care patient. In: Kirk´s Current Veterinary Therapy XII, Small Animal Practice. 12th Ed. Philadelphia:WB Saunders Co, 1995;113-117.

134. Martin WH, Ogawa T, Kohrt WM. Effects of aging, gender and physical training on peripheral vascular function. Circulation 1991;84:654-664.

135. Cohn JN, Finkelstein SM. Abnormalities of vascular compliance in hypertension, aging, and heart failure. Am J Hypertens 1992;10:61-64.

136. McCully KK, Posner JD. The application of blood flow measurements to the study of aging muscle. J Gerontol A Biol Sci Med Sci 1995;25:130-136.

137. Dinenno FA, Seals DR, DeSouza CA et al. Age-related decreases in basal limb blood flow in humans:time course, determinants and habitual exercise effects. J Physiol 2001;531:573-579.

138. Rodgers PM, Bates JA, Irving HC. Intrarenal Doppler ultrasound studies in normal and acutely obstructed kidneys. Br J Radiol 1992;65:207-212.

139. Lamb CR, Burton B, Carlisle CH. Doppler measurement of hepatic arterial flow in dogs: Technique and preliminary findings. Vet Radiol & Ultrasound 1999;40:77-81.

140. Braun U, Föhn J. Duplex ultrasonography of the common carotid artery and external jugular vein of cows. Am J Vet Res 2005;66:962-965.

141. Lee K, Choi M, Yoon J et al. Spectral waveform analysis of major arteries in conscious dogs by Doppler ultrasonography. Vet Radiol & Ultrasound 2004;45:166-171.

142. Miyamoto T, Shirahama M, Kiryu C et al. Comparison of Systemic and Renal Hemodynamics Measured by Doppler Ultrasonography in Canine Experimental Hypovolemia. J Vet Med Sci 1997;59:347-352.

143. Cipone M, Pietra M, Gandini G et al. Pulsed wave-doppler ultrasonographic evaluation of the common carotid artery in the resting horse: physiologic data. Vet Radiol & Ultrasound 1997;38:200-206.

144. Schummer A, Wilkens H, Vollmerbaus B et al. In: The Anatomy of the Domestic Animals: The circulatory system, the skin and the cutaneous organs of the Domestic Animals. Nickel R, Schummer A, Seiferle E, eds. 5th Ed. Berlin and Hamburg:Editions Verlag Paul Parey, 1986; 77-92.

145. Walker M, Geiser D. Effects of acetylpromazine on the hemody namics of the equine metatarsal artery, as determined by two-dimensional real-time and pulsed Doppler ultrasonography. Am J Vet Res 1986;47:1075-1078.

146. Ebert PL, Warmerdam. Ultrasonography of the femoral artery in six normal horses and three horses with thrombosis. Vet Radiol & Ultrasound 1998;39:137-141

147. Raisis AL, Young LE, Meire HB et al. Variability of Doppler ultrasound measurements of hindlimb blood flow in conscious horses. Equine Vet J 2000a;32:125-132.

148. Raisis AL, Young LE, Meire H et al. Repeatability of Doppler ultrasound measurements of hindlimb blood flow in halothane anaesthetised horses. Equine Vet J 2000b;32:239-246.

149. Raisis AL, Young LE, Taylor PM et al. Doppler ultrasonography and single-fiber laser Doppler flowmetry for measurement of hind limb blood flow in anesthetized horses. Am J Vet Res 2000c;61:286-290.

150. Hoffman KL, Wood AKW, Kirby AC. Use of Doppler ultrasonography to evaluate renal arterial blood flow in horses. Am J Vet Res 1997;58:697-701.

151. Hoffmann KL, Wood AKW, Griffiths KA et al. Postprandial arterial vasodilation in the equine distal thoracic limb. Equine Vet J 2001b;33:269-273.

152. Pietra M, Guglielmini C, Nardi S et al. Influence of weight bearing and hoof position on Doppler evaluation of lateral palmar digital arteries in healthy horses. Am J Vet Res 2004;65:1211-1215.

153. Taylor KJW, Burns PN, Woodcock JP. Blood flow in deep abdominal and pelvic vessels: Ultrasonic pulsed Doppler Analysis. Radiology 1985b;154:487-493.

154. Proctor DN, Shen PH, Dietz NM et al. Reduced leg blood flow during dynamic exercise in older endurance-trained men. J Appl Physiol 1998;85:68-75.

155. Nogueira RB, Fernández del Palacio MJ, Talavera J. Evaluation of transcutaneous doppler ultrasonography for the measurement of blood flow in the femoral artery of healthy dogs sedated with acepromazine maleate and buprenorphine hydrocloride. 15th EVCIM-CA. Glasgow 2005.

156. Menzies-Gow NJ, Bailey SR, Stevens K et al. Digital blood flow and plama endothelin concentration in clinically endotoxemic horses. Am J Vet Res 2005;66:630-636.

157. Kublickas M, Randmaa I, Lunell NO et al. Effect of variations of heart rate within the normal range on renal artery Doppler indices in nonpregnant and pregnant women. J Clin Ultrasound 1993;21:507-510.

158. Giannattasio C, Piperno A, Failla M. Effects of hematocrit changes on flow-mediated and metabolic vasodilation in humans. Hypertension 2002;40:74-77.

159. Kraft W, Egner B. Causes and effects of hypertension. Essential facts of blood pressure in dogs and cats. 1st Ed. Babenhausen: BE Vet Verlag 2003;61-86.

160. Bonagura JD, Reef VB. Disorders of the Cardiovascular System. In: Reed SM, Bayly WV, Sellon DC. Equine Internal Medicine. 2nd Ed. Philadelphia:Elsevier Co, 2004;356-377.

161. Boon JA. Manual of veterinary echocardiography. 1st Ed. Philadelphia: Lippincott Williams and Wilkins, 1998; 447.

162. Hunt RJ. Effects of acetylpromazine, xylazine, and vertical load on digital arterial blood flow in horses. Am J Vet Res 1994;55:375-378.

163. Brown SA. Pathophysiology of Systemic Hypertension. Ettinger SJ, Feldman EC, eds. Textbook of veterinary internal medicine. 5th Ed. Philadelphia: WB Saunders Co, 2005;472-473.

164. Pinto AG. Laminitis en equino. Mon Med Vet 1983;5.

165. Hecher K, Campbell S, Doyle P. Assessment of fetal compromise by Doppler ultrasound investigation of the fetal circulation. Circulation 1995;91:129-138.

166. Kleiner-Assaf A, Jaffa AJ, Elad D. Hemodynamic model for analysis of Doppler ultrasound indexes of umbilical blood flow. Am J Physiol 1999;276:H2204-H2214.

167. Nichols WW, O´Rourke MF. Blood flow in arteries. 3rd Ed. London: Hodder and Stoughton, 1990;196-215.

168. Bonagura JD, Fuentes LV. Echocardiography. Ettinger SJ, Feldman EC, eds. Textbook of Veterinary Internal Medicine. 5th Ed. Philadelphia:WB Saunders Co, 2000;834-873.

169. Eskurza I, Seals DR, DeSouza CA et al. Pharmacologic versus flow-mediated assessments of peripheral vascular endothelial vasodilatory function in humans. Am J Cardiol 2001;88:1067-1069.

170. Trout DR, Hornof WJ, Linford RL et al. Scintigraphic evaluation of digital circulation during the developmental and acute phases of equine laminitis. Equine Vet J 1990;22:381-383.

171. Pollit CC et Davies C. Equine laminitis its development coincides with increased sublamellar blood flow. Equine Vet J 1998;26:125-132.

172. Dzau VJ, Safar Me. Large conduit arteries in hypertension: role of the vascular rennin-angiotensin system. Circulation 1988;77:947-954.

173. Pawson P, Nolan AM, Reid J et al. Changes in the Doppler waveform of the ovine femoral artery following infusion of vasoactive agents: a preliminary study. Res Vet Sci 2002;73:215-221

174. Anderson EA, Mark AL. Flow mediated and reflex changes in large peripheral artery tone in humans. Circulation 1989;79:93-100.

175. Isnard R, Lechat P, Kalotka H et al. Muscular blood flow response to submaximal leg exrcise in normal subjects and in patients with heart failure. J Appl Physiol 1996;81:2571-2579.

176. Guldvog I, Kjaernes M, Thoresen M et al. Blood flow in arteries determined trasncutaneously by an ultrasonic Doppler velocimeter as compared to electromagnetic measurements on the exposed vessels. Acta Physiol Scand 1980;109:211-216.

177. Bailey SR, Menzies-Gow NJ, Marr CM et al. The effects of vasoactive amines found in the equine hindgut on digital blood flow in the normal horse. Equine Vet J 2004;36:267-272.

178. Mallem MY, Gogny M, Gautier F et al. Evaluation of ß3-adrenorecptor-mediated relaxation in intact and endotoxin-treated equine digital veins. Am J Vet Res 2003;64:708-714.

179. Clarke JG, Larkin SW, Benjamin N et al. Endothelin-1 is a potent long-lasting vasoconstrictor in dog peripheral vasculature in vivo. J Cardiovasc Pharmacol 1989;13:211-212.

180. Katwa LC, Johnson PJ, Ganjam VK et al. Expression of endothelin in equine laminitis. Equine Vet J 1999;31:243-247.

181. Valic Z, Naike JS, Ruble SB. Elevation in resting blood flow attenuates exercise hyperemia. J Appl Physiol 2002;93:134-140.

182. Gilhooly MH, Eades SC, Stokes AM et al. Effects of topical nitroglycerine patches and ointment on digital venous plasma nitric oxide concentrations and digital blood flow in healthy conscious horses. Vet Surg 2005;34:604-609.

183. Pollit CC. Chronic laminitis. Proc 1st Congreso Internacional de Podología Equina. Valencia 2008a.

184. Blikslager AT, Cailing Y, Cochran AM et al. Cyclooxygenase expression in the early stages of equine laminitis: a cytologic study. J Vet Intern Med 2006;20:1191-1196.

185. Leise BS, Fugler LA, Stokes AM et al. Effects of intramuscular administration of acepromazine on palmar digital blood flow, palmar digital arterial pressure, transverse facial arterial pressure, and packed cell volume in clinically healthy, conscious horses. Vet Surg 2007; 36:717-723.

186. Maxiner EA, Burr JW, Barnes RW. Directional artery flow velocity: a sensitive index of changes in peripheral vascular resistance. Surgery 1976;79:350-355.

187. Strandness DE. Hemodynamics of the normal arterial and venous system. In: Strandness DE. Duplex scanning in vascular disorders. 3th ed. Philadelphia:Lippincott Williams and Wilkins 2002;32-60.

188. Pohl U, Holtz J, Busse R et al. Crucial role of endothelium in the vasodilator response to increase flow in vivo. Hypertension 1986;8:37-44.

189. Ariola EM. Hipertensión arterial sistémica en el anciano, situación actual. Boletín Matia Fundazioa 2001;1:1-44.

190. Haidet GC, Wennberg PW, Finkelstein SM. Effects of aging per se on arterial stiffness: systemic and regional compliance in beagles. Am Heart J 1996;11:169-173

191. Strasser A, Simunek M, Seiser M et al. Age-dependent changes in cardiovascular and metabolic responses to exercise in beagle dogs. Zentralbl Veterinarmed B 1997;44:449-460.

192. Rittenhouse EA, Maxiner W, Burr JW et al. Directional arterial flow velocity: a sensitive index of changes in peripheral vascular resistance. Surgery 1976;79:350-355.

193. Adair HS, Goble DO, Schmidhammer JL et al. Laminar microvascular flow, measured by means of laser Doppler flowmetry during the prodromal stages of black walnut-induced laminitis in horses. Am J Vet Res 2000;61:862-868.

194. Miller CW, Nealeigh RC, Crowder ME. Evaluation of the cardiovascular changes associated with aging in a colony of dogs. Biomed Sci Instrum 1976;12:107-110.

195. Bayley SR. The pathogenesis of acute laminitis: fitting more pieces into the puzzle. Equine Vet J 2004;36:199-203.

196. French KR, Pollit CC. Equine laminitis: loss of hemidesmosomes in hoof secondary epidermal lamellae correlates to dose in an oligofructose induction model: an ultrastructural study. Equine Vet J 2004a;36:230-235.

197. French KR, Pollitt CC. Equine laminitis: glucose deprivation and MMP activation induce dermo-epidermal separation in vitro. Equine Vet J 2004c;36:261-266.

198. French KR, Pollitt CC. Equine laminitis: congenital, hemidesmosomal plectin deficiency in a Quarter Horse foal. Equine Vet J 2004d;36:299-303.

199. Garner HE, Coffman JR, Hahn AW et al. Equine laminitis of alimentary origin an experimental model. Am J Vet Res 1975; 36:441-444.

200. Hood DM, Wagner IP, Taylor DM et al. Voluntary limb-load distribution in horses with acute and chronic laminitis. Am J Vet Res 2001:62:1393-1398.

201. Ingle-Fehr JE, Baxter GM. Evaluation of digital and laminar blood flow in horses given a low dose of endotoxin. Am J Vet Res 1998;59:192-196.

202. Kyaw-tanner M, Pollit CC. Equine laminitis: increased transcription of matrix metalloproteinase-2 (MMP-2) occurs during the developmental phase. Equine Vet J 2004;36:221-225.

203. Moore RM, Rouge B. New developments in the treatment of intestinal injury and acute laminitis in horses. Proc 48 th AAEP. Orlando 2002.

204. Moore RM, Eades SC, Stokes AM. Evidence for vascular and enzymatic evets in the pathophysiology of acute laminitis: which pathway is responsible for initiation of this process in horses?. Equine Vet J 2004; 36:204-209.

205. Pollit CC. Treatment of acute laminitis. Proc 1st Congreso Internacional de Podología Equina. Valencia 2008c.

206. Shneider DA, Parks AH, Eades SC et al. Palmar digital vessel relaxation in healthy horses and in horses given carbohydrate. Am J Vet Res 1999;60:233-239.

207. Van Eps AW, CC Pollit. Equine laminitis: cryotherapy reduces the severity of the acute lesion. Equine Vet J 2004;36:255-260.

208. Veglio F, Provera E, Pinna G. Renal Resistive Index after Captopril test by echo-Doppler in essential hypertension. Am J Hypertens 1992;5:431-436.

LISTA DE ABREVIATURAS

AID: Articulación interfalangiana distal

AIP: Articulación interfalangiana proximal

AVAs: Anastomosis arteriovenosas

BM: Membrana basal

Diám: Diámetro de la arteria digital palmar (cm)

ECM: Matriz extracelular

FC: Frecuencia cardíaca (lpm)

FR: Frecuencia respiratoria (rpm)

Hcto: Hematocrito (%)

IP: Índice de Pulsatilidad

IR: Índice de Resistividad

ITV: Integral de la velocidad en el tiempo (cm)

MMPs: Metaloproteinasas

ON: Óxido nítrico

PA: Presión arterial (mmHg)

Pd: Presión arterial diastólica (mmHG)

PDL: Lámina dermal primaria

PEL: Lámina epidermal primaria

Pm: Presión arterial media (mmHG)

PRE: Pura Raza Español

Ps: Presión arterial sistólica (mmHG)

PT: Proteínas totales (gr/dl)

S/D: Ratio sístole / diástole

SDL: Lámina dermal secundaria

SEL: Lámina epidermal secundaria

TAC: Tiempo de aceleración (segundos)

T: Temperatura (grados)

TPVM: Velocidad media en intervalo de tiempo (cm/s)

TRC: Tiempo de relleno capilar (segundos)

Vd: Velocidad diastólica (cm/s)

Vd1: Velocidad diastólica 1 (cm/s)

Vd2: Velocidad diastólica 2 (cm/s)

Vd3: Velocidad diastólica 3 (cm/s)

Vd4: Velocidad diastólica 4 (cm/s)

Vdf: Velocidad diastólica final (cm/s)

VF: Volumen de flujo (ml/min)

Vm: Velocidad media (cm/s)

Vs: Velocidad sistólica (cm/s)

UTD: Ultrasonografía Doppler

Kolibri 360 GmbH
Ferdinand-Jühlke-Straße 7
99095 Erfurt, Deutschland
produktsicherheit@kolibri360.de

Druck:
CPI Druckdienstleistungen GmbH
im Auftrag der
Kolibri 360 GmbH
Ferdinand-Jühlke-Str. 7
99095 Erfurt